Dr. 鈴木の13カ条の極意

不明熱に絶対強くなる

ケースで身につく究極の診断プロセス

鈴木富雄／著

大阪医科大学地域総合医療科学寄附講座特任教授／
大阪医科大学附属病院総合診療科科長

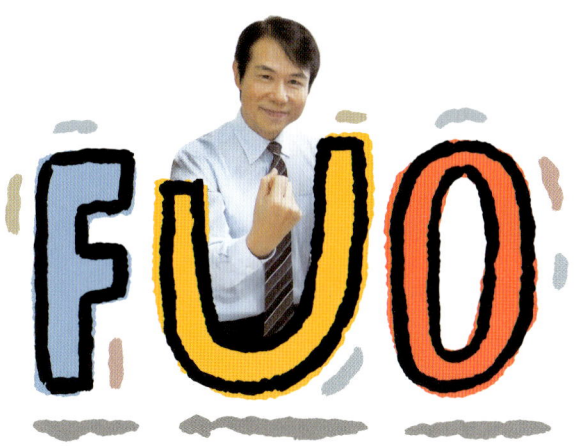

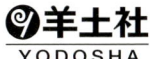

謹告

　本書に記載されている診断法・治療法に関しては，発行時点における最新の情報に基づき，正確を期するよう，著者ならびに出版社はそれぞれ最善の努力を払っております．しかし，医学，医療の進歩により，記載された内容が正確かつ完全ではなくなる場合もございます．

　したがって，実際の診断法・治療法で，熟知していない，あるいは汎用されていない新薬をはじめとする医薬品の使用，検査の実施および判読にあたっては，まず医薬品添付文書や機器および試薬の説明書で確認され，また診療技術に関しては十分考慮されたうえで，常に細心の注意を払われるようお願いいたします．

　本書記載の診断法・治療法・医薬品・検査法・疾患への適応などが，その後の医学研究ならびに医療の進歩により本書発行後に変更された場合，その診断法・治療法・医薬品・検査法・疾患への適応などによる不測の事故に対して，著者ならびに出版社はその責を負いかねますのでご了承ください．

はじめに

　遂にこの日がやってきた．どちらかと言えば，というか，間違いなく，私は書くよりも話すほうが得意な人間である．Noと言えない軟弱な性格もあり，依頼された講演やカンファレンスは二つ返事で引き受けてしまい，週末がつぶれて墓穴を掘ることになるのだが，人と会って話すことは嫌いではなく，出会いが世界を広げてくれる楽しみがあるので，決して苦痛ではない．ただ書き物は何にしても苦痛なのだ．書くということは後に残るということなので，いい加減なことは書けないし，思いつきや勢いで通用するほど甘いものではない．文献を紐解き，思索を深め，言葉を選び，紙の上に文字を連ねていく．生来のいい加減さとめんどくさがり屋の性格が仇になる．そんな人間がよく本書の完成までこぎつけたものである．ということでまず自分を大いに褒めてあげたい（笑）．

　前振りが長くなってしまったが，この本は，羊土社の『レジデントノート』編集部の方に「名大の総合診療科で不明熱の症例を数多く診てきたノウハウがあるので，それを読者に伝えたい」と持ちかけてみたところ，「それでは『レジデントノート』の連載で」と承諾をいただいたことから始まった．実際の連載は2011年の11月号から始まり2012年の9月号まで隔月で1年間続いたのだが，幸い好評であったので，今回加筆を行い体裁も新たに世に出していただいたというわけである．

　本書は基本編と応用編の2つに分かれている．基本編では「不明熱へのアプローチ13カ条の原則」を中心に，不明熱診療を行ううえでの基本となる考え方について解説した．応用編では症例にあたりながら自然に「13カ条の原則」の意義が理解でき，実践的なポイントが身につけられるように試みた．今改めて応用編のケースを1例目から読んでみると，指導医の「熱尾直志（実に安直な命名…）」先生と研修医の「不明嫌男（笑）」医師とのやりとりの内容とレベルが少しずつ変わってきていることがわかる．

連載を続ける中，自分の書き方がこなれていったのもあるのだが，二人のやりとりを描くことによって，著者である自分自身の頭の中も少しずつ整理されていった感もある．

　不明熱の診療にある程度従事していると，知識もさることながら，筋道をしっかり立てて進んでいく思考過程が極めて大切であることがわかる．自分に説明できないことは人にも説明できないし，さらには患者にも説明できない．緻密な論理展開の上にこそ科学としての臨床推論がある．それを軽視する者に勝利は訪れない．ただし臨床は理屈通りには決していかないし，答えも一通りではない．答えが本当にその先にあるのかさえもわからない．そんな不確実性を許容して，不透明で先も見えない旅路を進むことができるのだろうか？　論理の力が暗闇の中の行く先を照らしても，それだけでは患者と家族は前に進めない．医師が声をかけ，共に手をつないでの歩みができてこそ，不明熱という長い道のりを歩き切ることができるのだ．

　新専門医制度での総合診療専門医には，超高齢社会の地域医療を担う主役としての活躍が期待されている．しかしながらgeneralな診療の必要性は，プライマリ・ケアの現場だけに留まらない．地域の第一線の病院から大学病院まで，一つの臓器のみならず多臓器にまたがる複雑な病態を呈する患者や，診断がつかずにどこの科で診てもらったらよいのかわからない患者は数多くいる．そこでは器質的な異常のみならず心理社会的状況をも十二分に考慮したうえで，総合的な視点を持って，ベストの判断を遂行するプロとしての役割が求められる．本書を読んだ若い医師の中からそのような志向性を持つ者が一人でも多く出てくれることを期待している．

　本書のケースはすべて私が経験した実際の症例である．年齢や設定などを変えて個人情報の秘匿には配慮をしたつもりであるが，その分若干リアリティが弱まってしまったケースもあると感じている．また本書は個々の

疾患の解説書ではないので，各ケースの疾患に関する「臨床上のポイント」の記述はケースの理解を助ける程度にとどめてあり，体系だった記述ではなく偏りもあるかもしれない．その点はご理解のうえご容赦いただきたい．

いかに書くことが苦痛だといっても，こうして本になってみればさすがにうれしいものであるが，その反面，内容に関しての責任をも強く感じている．全国各地で不明熱の診療のエキスパートを自認するベテランの先生方から素朴な疑問が拭いきれない研修医まで，ぜひご一読いただき，本書に対しての忌憚なきご意見をいただければ幸いである．

最後に，本書の作成にあたり，遅々として進まない執筆過程にも根気よくお付き合いいただき，終始ご支援をいただいた羊土社の杉田真以子様，その他の編集部の皆様方に対しては感謝の念に堪えない．本当にありがとうございました．そして，本書の難解な症例を一緒に診療してくれた歴代の名古屋大学医学部附属病院総合診療科の病棟チームと研修医の皆さん方，どうもありがとう．心からの感謝の念と共に，君たちにこの本を捧げる．

2015年3月

鈴木富雄

Dr.鈴木の13カ条の原則で

不明熱に絶対強くなる
ケースで身につく究極の診断プロセス

◆ はじめに

◆ 不明熱 敵の姿をとらえるための 目的別インデックス

基本編　不明熱へのアプローチ "13カ条の原則" とは？

1. 不明熱診療の基本 ……………………………………………… 12
　　不明熱の定義　　　　　　　　　　　　　　　　　　　　12
　　不明熱の鑑別疾患　　　　　　　　　　　　　　　　　　15
　　不明熱はなぜ診断が難しいのか　　　　　　　　　　　　17
　　医療の原則に基づいて論理的思考を展開する　　　　　　17

2. 不明熱へのアプローチ13カ条の原則！ …………………… 20
　　不明熱へのアプローチ13カ条の原則　　　　　　　　　　20
　　不明熱の診断プロセスにおけるアルゴリズム　　　　　　26

3. 病歴聴取のポイント ………………………………………… 31
　　まずは自由に話をさせる　　　　　　　　　　　　　　　31
　　発熱＋αの症状が重要　　　　　　　　　　　　　　　　32
　　病気の本質をいかに浮かび上がらせるか　　　　　　　　32
　　過去の医学的資料について　　　　　　　　　　　　　　35
　　解釈モデルについて　　　　　　　　　　　　　　　　　37

4. 身体診察のポイント ………………………………………… 39
　　何が重要かを常に考えて診察を行う　　　　　　　　　　39
　　どのようにして身体診察のスキルを高めればよいのか？　41

5. 3つのぶれない軸 …………………………………………… 45
　　3つのぶれない軸　　　　　　　　　　　　　　　　　　45
　　軸を支える環境　　　　　　　　　　　　　　　　　　　46

CONTENTS

実践編　ケーススタディで身につける"13カ条の原則"による診断の進め方

Case 1　疑わなければわからない！意外な落とし穴 ………… 50
　　　　　3週間前からの腰部違和感と発熱が続く58歳の男性

Case 2　「抗菌薬が著効した」に要注意！ ………… 64
　　　　　半年前から抗菌薬で解熱する発熱をくり返す50歳の女性

Case 3　胸部CTで影がないのに咳が止まらない？ ………… 82
　　　　　頑固な咳と発熱に悩まされ，
　　　　　発症7カ月後に診断がついた69歳の女性

Case 4　こんな不明熱も決して稀ではない…？ ………… 96
　　　　　3年前からの身体全体の皮疹と
　　　　　1年前からの高熱に苦しむ44歳女性（他2例）

Case 5　油断大敵！ 一難去ってまた一難 ………… 112
　　　　　発熱と皮疹が続く31歳の男性

Case 6　検査も大事だが，やはりこれが1番重要 ………… 127
　　　　　発熱と皮疹に悩まされるも地域性がヒントとなり診断がついた62歳男性
　　　　　（他2例）

Case 7　第4の不明熱といえば… ………… 152
　　　　　8年前からの周期的な発熱と腹痛に悩まされる26歳男性

◆ 特別付録：不明熱 現場で知りたいこと困ること Q&A ………… 167

◆ 索引 ………… 172

不明熱 敵の姿をとらえるための 目的別インデックス

■ "不明熱"の基本を確認

- 不明熱の分類 ····· 基礎編-1　表1　13
- 年代別不明熱の最終診断分類 ····· 基礎編-1　図1　15
- 不明熱となりうる代表的疾患 ····· 基礎編-1　表2　16
- 不明熱になりやすい条件と当てはまる疾患の例 ····· 基礎編-1　表3　18
- 不明熱の診断プロセスにおけるアルゴリズム ····· 基礎編-2　図1　27
- 不明熱の患者への病歴聴取のポイント ····· 基礎編-3　表1　33
- 不明熱の患者への身体診察のポイント ····· 基礎編-4　表1　40
- 不明熱の診療で重要であるが，研修医が苦手とする身体診察手技の一例 ····· 基礎編-4　表2　43

■「不明熱」+「α」→ 考えなければならない病態・疾患

- 「+α症状」を示す疾患例 ····· 基本編-3　表1　33
- 単関節炎 ····· Case1　表3　54
- 皮疹 ····· Case2　表1　66
- 咳 ····· Case3　表1　84
- 多関節痛と皮疹 ····· Case5　表1　114
- 腹痛 ····· Case7　表1　153

■ 次の状況で考えなければならない病態・疾患

- 抗菌薬を投与していても解熱しない ····· Case1　表1　51
- 解熱後再度発熱するパターンをくり返す ····· Case3　表2　87
- 治療開始後に症状が悪化 ····· Case5　表5　125

■ 臨床上のポイント（病態・疫学・症状・診断・治療のkey）

- 肛門周囲膿瘍 ····· Case1　表5　60
- 結節性多発動脈炎（PAN） ····· Case2　表4　78

- 血管内リンパ腫（IVL） ... Case3 表3 91
- 詐病 ... Case4 表1 102
- 虚偽性障害 ... Case4 表2 105
- 心因性発熱 ... Case4 表4 110
- 成人発症Still病 ... Case5 表2 119
- 血球貪食症候群 ... Case5 表4 124
- 日本紅斑熱 ... Case6 表2 135
- デング熱 ... Case6 表3 141
- 結核 ... Case6 表5 149
- 自己炎症疾患 ... Case7 表3 159
- 家族性地中海熱 ... Case7 表4 162

■「不明熱」の原因となりやすい代表的な疾患

- 感染症 ... Case1 表6 61
- 膠原病 ... Case2 表5 79
- 悪性腫瘍 ... Case3 表5 93
- 自己炎症疾患 ... Case7 表5 162

■ その他　鑑別に役立つあれこれ

- 腰痛のred flag sign（赤旗徴候） ... Case1 表2 52
- 結節性紅斑をきたす疾患 ... Case2 表2 72
- 小球性低色素性貧血の鉄代謝マーカーによる鑑別 ... Case2 表3 73
- 詐病と虚偽性障害の違い ... Case4 表3 107
- 感染・炎症による発熱反応と心理的ストレスによる体温上昇の機序 ... Case4 図4 110
- つつが虫病と日本紅斑熱との比較 ... Case6 表1 135
- 渡航後に発熱をきたす主な疾患 ... Case6 表4 142
- 自己免疫疾患と自己炎症疾患の違い ... Case7 表2 159
- 自己炎症疾患と周期性発熱症候群との関係 ... Case7 図2 160
- 遺伝子診断施行時の流れの概略図 ... Case7 図3 164

基本編

不明熱へのアプローチ
"13カ条の原則"とは？

1. 不明熱診療の基本
2. 不明熱へのアプローチ13カ条の原則！
3. 病歴聴取のポイント
4. 身体診察のポイント
5. 3つのぶれない軸

不明熱へのアプローチ13カ条の原則

原則その1	詳細な病歴をとり直せ
原則その2	何度でも身体診察をくり返せ
原則その3	前医からの抗菌薬はすべて中止せよ
原則その4	血培を2セットから3セット以上採取せよ
原則その5	まずはひとまず熱型観察
原則その6	解熱薬としてのNSAIDsは可能な限り使用するな
原則その7	チンチンチンと勝利の鐘の音（フェリチン、赤沈、尿沈査）
原則その8	Tスポット®.TB（クォンティフェロン®）も忘れずに
原則その9	膿瘍除外の造影CT
原則その10	困ったときのガリウムシンチ（PETスキャン）
原則その11	これと思えば逃さず生検
原則その12	最終的には主治医が総合的に判断すべき
原則その13	医療者の焦りが病態を複雑にする。 急がば回れとはこのときのためにあることを知るべし

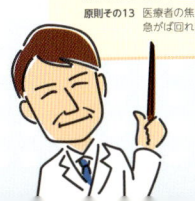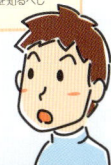

基本編　不明熱へのアプローチ"13カ条の原則"とは？

1. 不明熱診療の基本

研修医（名前：不明嫌男）
　熱尾先生，はじめまして．研修医一年目の不明です．総合診療科の研修で，ぜひ不明熱をマスターしたいのです．どうぞよろしくお願いします！

指導医（名前：熱尾直志）
　不明熱の診療はそんなに簡単にマスターできるほど甘くはないが，その心意気やよし．大学病院の総合診療科はまさに不明熱診療の最後の砦，患者のために一緒に頑張ろう！
　ところで，どうして不明熱をそんなにマスターしたいんだい？

不明　僕は患者のさまざまな訴えに対して，正しく対応できるような医者になりたくて，総合診療科は自分の憧れなんです．

熱尾　ほ～，なるほど．総合診療科が憧れとは嬉しいね．不明熱をマスターするということは，広く鑑別を考えたうえで，正しい筋道で物事を考え，確実に診療を行えるということだ．確かに総合診療医としての実力が試される部分だね．まずは不明熱診療の基本をしっかり押さえていくことからはじめよう．

不明熱の定義

不明　そういえば，確か不明熱の定義って昔と変わっているんですよね．

熱尾　よく知っているね．**表1**を見てごらん．不明熱の定義は1961年にPetersdorfが提唱したんだが，1991年にDurackらによって修正されており，最初は古典的不明熱という概念しかなかったけれど，**今は抗癌剤による好中球減少症やHIV感染症の出現など発熱患者にかかわる病態が複**

⭐ 診断へのアプローチ

表1 不明熱の分類

分類	古典的不明熱	院内発症の不明熱	好中球減少患者の不明熱	HIV患者の不明熱
定義	・38.3℃以上の発熱が3週間以上の経過で数回以上ある ・3日間の入院精査もしくは3回の外来検査で診断つかず	・入院患者 ・38.3℃以上の発熱が3日間以上の経過で数回以上ある ・入院時に感染症・潜伏感染なし ・3日間の精査にて診断つかず ・48時間の培養検査陰性	・好中球500/μL以下 ・38.3℃以上の発熱が3日間以上の経過で数回以上ある ・3日間の精査にて診断つかず ・48時間の培養検査陰性	・HIV感染患者 ・38.3℃以上の発熱が外来で4週間以上あるいは入院で3日間以上の経過で数回以上ある ・3日間の精査にて診断つかず ・48時間の培養検査陰性
主な原因	感染症，悪性腫瘍，膠原病など	院内感染症，術後感染症，薬剤熱など	感染症（原因は不明が多い）	HIV，PCP，サイトメガロウイルス，トキソプラズマなど
対応方針	診断確定を第一に	状況により素早い対応が必要	迅速に経験的抗菌薬投与が必要	HIV治療を基本に感染症・栄養治療

PCP：pneumocystis pneumonia（ニューモシスチス肺炎）
（文献2を参考に作成）

雑になってきて，不明熱も表1に示したように4つのタイプに分類されているんだ[1)~3)]．では早速質問だが，どうしてこのような分類が必要なのかわかるかい？

不明　う〜ん．便利だからでしょうか？

熱尾　私たち臨床家にとって最も大切なことは，自分たちが行う行為が患者のために役立つかどうかだよね．**このように分類する目的は，このタイプの違いにより不明熱の主な原因が異なり，対応も大きく違ってくるから**なんだ．例えばこのなかの好中球減少症患者の不明熱の場合では，臨床症状や基礎疾患の病態にかかわらず感染症が急激に悪化する可能性があるために，全例に対して迅速な経験的抗菌薬投与が必要となってくるね[1)2)]．

1. 不明熱診療の基本

不明 なるほど．逆に古典的不明熱では，それほど慌てて抗菌薬を投与しなくてもよいわけですね？

熱尾 その通り．古典的不明熱では根拠に乏しいまま慌てて何かをすると，経過が修飾され，訳がわからなくなり，診断から逆に遠ざかってしまうことも多いんだ．この場合はまずはじっくり攻めることが大切だね．ここでは特にこの古典的不明熱についてしっかりと学んでいこう．

不明 でも，なぜ発熱期間は3週間以上なんですか？

熱尾 この理由はよくあるウイルス性の発熱疾患を除外するためとされているね[1]．

不明 そうなんですね．でもずっと38.3度以上の熱が出ていなくてもよいんですよね．

熱尾 これは誤解されていることも多いけれど，『**3週間以上の経過のなかで数回以上38.3度以上の発熱を認める**』という解釈が正しいね．3週間以上ずっと38.3度以上の熱が持続することなど，実際の臨床現場でもめったにないよ．

不明 確かにそうですね．次にこの38.3度というのも何だか微妙なんですが…．

熱尾 これもちゃんとした理由があるんだよ．まず，この38.3度というのは直腸温のことで，日本で一般的な測定方法である腋窩温であれば38度と考えるべきだ．そのうえで，なぜこの体温以上が不明熱の定義になったかという話をしよう．君は習慣性高体温症という言葉を聞いたことがあるかい？

不明 ？？？

熱尾 これはその名の通り，常に平均的に軽度体温が高い状態を表していて，小児や若い女性に多いとされているんだが，原因として身体的や精神的なストレスや月経周期との関係もあると言われているね．医学的介入が必要な器質的な疾病とは考えられておらず，基本的に治療の対象とはならないんだよ．このような場合を除くために，この体温設定がなされたんだ[1]．

不明 そうなんですね〜．勉強になります．

不明熱の鑑別疾患

熱尾 さて，まずは不明熱というと，どんな疾患を考える？

不明 感染症，膠原病，悪性腫瘍というところですかね．

熱尾 そうだね．確かにその3つは有名だが，実はそれ以外にも結構いろんな種類の疾患が不明熱となり得るんだよ．何か他にあげられるかい？

不明 う〜ん，そう言われると難しいですね．

熱尾 表2（次ページ）に不明熱となり得る疾患をざっとあげてみたんだが，これでも代表的なものだけでもちろんすべてじゃない．これだけさまざまな疾患が不明熱という形で僕らの前に現れる可能性がある．これを認識しておいてほしいね[1)2)]．

　図1に不明熱の疾患別分類の年代による推移を示しておいたけれども，ここから何か読みとれることはあるかい[4)]？

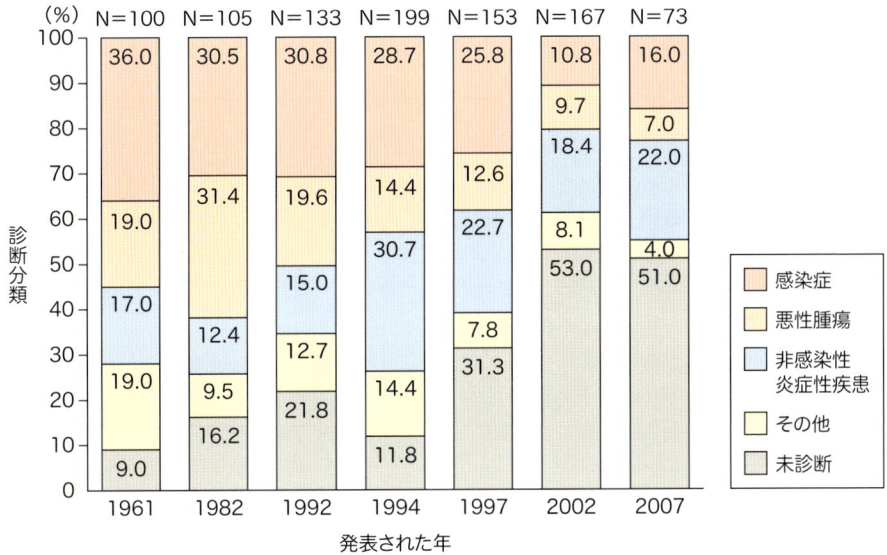

図1　年代別不明熱の最終診断分類
（文献4より引用）

診断へのアプローチ

表2　不明熱となりうる代表的疾患

疾患分類	疾患名
感染症	● 副鼻腔炎　● 歯根膿瘍　● 感染性心内膜炎　● 骨髄炎 ● 髄膜炎（真菌，結核）　● 腹腔内膿瘍　● 骨盤内膿瘍 ● 子宮付属器炎　● 前立腺炎（慢性）　● 肛門周囲膿瘍 ● 褥瘡　● 結核（肺外結核，粟粒結核） ● 非結核性抗酸菌症　● サイトメガロウイルス感染 ● EBウイルス感染　● その他各種ウイルス感染症の遷延 ● リケッチア感染（ツツガムシ病・日本紅斑熱・Q熱） ● 腸チフス　● 梅毒　● ネコひっかき病 ● その他の稀な細菌感染症（ノカルジア，放線菌，レプトスピラなど） ● 輸入感染症（デング熱，マラリアなど）　● HIV感染 ● 術後膿瘍　● カテーテル感染　● 化膿性血栓性静脈炎 ● 感染性動脈瘤　● 抗菌薬関連腸炎など
膠原病/ 自己免疫疾患	● 成人発症Still病　● リウマチ性多発筋痛症 ● 巨細胞性動脈炎（側頭動脈炎）　● 高安病 ● 再発性多発軟骨炎　● 結節性多発動脈炎 ● 顕微鏡的多発血管炎　● 多発血管炎性肉芽腫症 ● SLE　● Sjögren症候群 ● Behçet病　● 反応性関節炎 ● 亜急性壊死性リンパ節炎　● リウマチ熱など
悪性腫瘍	● 白血病（特にCMLおよびCLLの急性転化時）　● MDS ● 腎癌・肝癌　● 膵臓癌　● 大腸癌　● 原発不明腺癌 ● 中枢神経への浸潤（下垂体転移，癌性髄膜炎など）　● 心房粘液腫 ● 悪性リンパ腫（特に血管内リンパ腫）など
その他	● クローン病・潰瘍性大腸炎　● 下垂体不全 ● 副腎不全　● 視床下部機能障害 ● 甲状腺機能亢進症　● 亜急性甲状腺炎 ● 褐色細胞腫　● サルコイドーシス ● Castleman病　● 慢性微小肺血栓塞栓症 ● 深部静脈血栓症　● 血腫 ● 大動脈解離　● 痛風 ● 偽痛風　● 自己炎症疾患 ● 薬剤性　● 心因性 ● 詐熱　● 虚偽性障害など

SLE：systemic lupus erythematosus（全身性エリテマトーデス）
CML：chronic myelogenous leukemia（慢性骨髄性白血病）
CLL：chronic lymphocytic leukemia（慢性リンパ性白血病）
MDS：myelodysplastic syndromes（骨髄異形成症候群）

不明　そうですね．感染症と悪性腫瘍の割合は前に比べるとかなり減ってきていますよね．それと診断不明となっている割合は，あれっ，何だか増えていますね．

熱尾　その通り．**感染症や悪性腫瘍の割合が減ってきているのは，MRIや核医学検査などの画像診断や，病理組織診断，PCR検査などの検査精度が格段に進歩したおかげから**だろうね．でも別の角度から見てみると，診断技術の進歩とその普及によって，診断できる疾患はどの医療機関においても比較的早期に診断可能となった一方で，疾病構造や，日常的な医療的介入がより複雑化した現在，最初に診断に苦労する複雑なケースは，やっぱり最終的にも確定診断が難しいってことかもしれないね[1) 2) 4)]．

不明　なるほど．そういうことなんですね．

不明熱はなぜ診断が難しいのか

不明　どうして不明熱はこんなに診断が難しいんですか？

熱尾　**表2**をよく見てごらん．これらの疾患の特徴などから，少しその理由が見えてこないかい？

不明　う〜ん，表面から見えにくいところに原因があったりとか，稀な病気であまり見慣れていなかったりとか….

熱尾　そうだね．その他にもいくつか考えられるよね．**表3**に診断確定が難しくて不明熱になりやすい条件と，それに当てはまる具体的な疾患の例を書き出してみた．この条件が重なれば重なるほど，診断をつけるのに難渋する傾向があるね．

医療の原則に基づいて論理的思考を展開する

不明　確かにこのような状況だと診断には苦労しますよね．こんな場合はどうアプローチすればいいんだろう….

熱尾　ではここでまた1つ質問だ．君は心筋梗塞を疑った患者にどんな診断的介入をする？

不明　そりゃ心電図や心エコー，それに心臓カテーテル検査ですよね．

熱尾　今君は，患者が心筋梗塞かもしれないという仮説に基づき，その仮説

⭐ **診断へのアプローチ**

表3 不明熱になりやすい条件と当てはまる疾患の例

診断確定が難しくて 不明熱になりやすい条件	疾患名
原因が深いところに隠れている	● 深部膿瘍　● 悪性リンパ腫（血管内リンパ腫） ● 感染性動脈瘤　● 深部静脈血栓症　　　　　　など
臓器特異的な症状が出にくい	● 悪性リンパ腫　● 各種血管炎 ● 視床下部機能障害　　　　　　　　　　　　　など
多彩な症状があり除外診断が必要	● 成人発症Still病　● 自己炎症疾患　　　　　　　など
診断基準に達するまでの症状，所見が出そろわない	● 亜急性感染性心内膜炎　● Behçet病 ● 各種血管炎　　　　　　　　　　　　　　　　など
内科的疾患の範疇から外れる	● 歯根膿瘍　● 慢性前立腺炎 ● 子宮付属器炎　　　　　　　　　　　　　　　など
組織診断が必要になる	● 悪性リンパ腫（血管内リンパ腫） ● 各種血管炎　● サルコイドーシス ● Castleman病　　　　　　　　　　　　　　　など
慢性的な経過で病勢にも波がある	● 非結核性抗酸菌症　● 悪性リンパ腫 ● 各種血管炎　● 自己炎症疾患　　　　　　　　など
稀少疾患で最初から想起できない	● 特殊な起因微生物による感染症 ● 自己炎症疾患　　　　　　　　　　　　　　　など
感染症の起因微生物が同定しにくい	● Q熱　● レプトスピラ症　　　　　　　　　　　など

を証明するのに最適と思われる選択をしたわけだ．その結果によって仮説を評価し，次の段階に進むことができる．これはまさに診断の過程における論理的思考と呼ばれるものだね．ところで君がすぐに答えられたのは，その検査を行う目的や意義がきちんと理解できていたからだよね？

不明　ま，まあ，それなりには….

熱尾　不明熱の診療も同じだよ．**診断をつけるためには，仮説を立てたうえで，その仮説が証明できる診断的介入を行い，その結果によって仮説を評価して次の段階に進んでいく．各段階で行う診断的介入の目的や意義をしっかり意識したうえで，論理的な思考を展開していくことが大切**だね．

不明　でも仮説を立てるといっても，なかなか手がかりがない場合もありますよね．できる検査を片端からやるっていうのもなあ….

熱尾　ではさらに質問だ．君は医療を行うときの基本原則は何だと思う？

不明　えっ，あんまり考えたこともないから，難しいな．

熱尾　では，質問を変えよう．君は腹が減ったとき食堂に行ったら，どんなことを求める？

不明　そりゃ，早く出てきて，安くて美味いものが食べたいですよね．

熱尾　そうだよね．医療は食事と同じで私たちが生きていくのに必要なものだ．原則は基本的に一緒と考えればいいんだよ．**できるだけ速く，安く，安全に，そして確実に**，ってとこかな．

不明　なるほど．そうするとその基本原則に基づき，論理的思考に沿った診断的介入をしていけばよいんですね？

熱尾　そこまでわかれば十分だ．慣れないうちは戸惑うかもしれないが，私についてくれば迷うことはない．医療の基本原則に基づき，論理的思考に沿った正しい道筋を君が歩いていけるように，これから私が実践している『不明熱へのアプローチ13カ条の原則』を伝授しよう．そしてそのような診療を常に行うための心構えとも言える『3つのぶれない軸』についても話をしていこう．

不明　先生，お願いします！

文　献

1) Durack DT, Street AC : Fever of unknown origin: Re-examined and redefined. Curr Clin Top in Infect Dis, 11 : 35-51, 1991
　↑ 不明熱の新しい分類を世に出した歴史的論文．

2) Mackowiak PA, Durack DT : Fever of unknown origin. In Principles and practice of infectious diseases, 7th ed（Mandell GL, et al, eds）, pp779-789, Churchill Livingstone, Philadelphia, 2010

3) Jeffrey A, et al : Fever of unknown origin. In Harrison's principles of internal medicine, 16th ed（Kasper DL, et al, eds）, pp116-121, McGraw-Hill Professional, 2005
　↑ さすがはハリソン．コンパクトにまとめてあるが，内容は濃縮されている．日本語版もあるが，この章は筆者の拙訳なので，できたら英語版で読んでください．

4) Horowitz HW : Fever of unknown origin or fever of too many origins. N Engl J Med, 368（3）: 197-199, 2013
　↑ シンプルな古典的不明熱が主であった1960年代と比較して，現在は疾病構造の変化に加え，各種の抗菌薬や免疫抑制剤などの薬の影響やICUなどでの高度な医療介入もあり，より複雑で多彩な病態が関係し，熱の原因を一つの疾病に帰結させるのが難しくなってしまっているとの主張．私達の患者もそうならないように心がけたいが…．

基本編　不明熱へのアプローチ"13カ条の原則"とは？

2. 不明熱へのアプローチ 13カ条の原則！

不明熱へのアプローチ13カ条の原則

熱尾　表1を見てごらん．これが13カ条の原則だ[1]．

表1　不明熱へのアプローチ13カ条の原則

原則その1	詳細な病歴をとり直せ
原則その2	何度でも身体診察をくり返せ
原則その3	前医からの抗菌薬はすべて中止せよ
原則その4	血培を2セットから3セット以上採取せよ
原則その5	まずはひとまず熱型観察
原則その6	解熱薬としてのNSAIDsは可能な限り使用するな
原則その7	チンチンチンと勝利の鐘の音（フェリチン，赤沈，尿沈査）
原則その8	Tスポット®.TB（クォンティフェロン®）も忘れずに
原則その9	膿瘍除外の造影CT
原則その10	困ったときのガリウムシンチ（PETスキャン）
原則その11	これと思えば逃さず生検
原則その12	最終的には主治医が総合的に判断すべき
原則その13	医療者の焦りが病態を複雑にする．急がば回れとはこのときのためにあることを知るべし

不明　何だかリズムもいい感じですね！これはどこの論文に載っているのですか？

熱尾　これは経験則から得た私のオリジナル版だ．一見単純なことのように見えるが，不明熱診療の真髄にせまるものだとひそかに自負している．今から説明していこう．

原則その1　詳細な病歴をとり直せ

熱尾　不明熱の診断をつけるうえで，最も大切なのが病歴聴取だ[2)～6)]．発熱の経過や随伴症状の他に，生活歴や関連事項についても細かく聴かなければならない．**「宝の山」とも言える過去のカルテや前医からの医療情報を必ず取り寄せて，隅から隅までなめるように見る**ことも大切だ．今までの熱型，投薬，検査データの推移など，患者の経過が頭のなかに浮かんでくるぐらいまで把握をして，年表のような経過表を作るといい．それをすることによって隠されていた真実が見えてくる．**漠然とした症状の羅列を意味のある情報に昇華させること，そこから論理的診断過程の第一歩が始まる**んだ．

不明　論理的診断過程ですね．何だかわくわくしてきました．

熱尾　病歴聴取に関しては，非常に重要なことなので，この後の項でも詳しくそのポイントを取り上げることにする（p31）．

不明　楽しみにしています！

原則その2　何度でも身体診察をくり返せ

熱尾　身体診察もきわめて重要だね[2)～6)]．毎日の診察は当然のこととして，一日のうちでも午前中と夕方，発熱時とそれ以外のときなど，タイミングにより得られる所見が異なることがあり，その変化が診断に結びつくこともあるんだ．それと，一度の診察で所見がないからといってあきらめてはいけない．**眼を皿のようにして，手を鋭敏なレーダーのようにして，耳を高精度のアンテナのようにして，全身全霊で患者の体の声を感**

基本編

2. 不明熱へのアプローチ13カ条の原則！　21

じとるという姿勢が大切なんだ．

不明　なるほど〜．患者の体の声を感じとるか．フムフム．

熱尾　身体診察も病歴聴取と並んで，最も重要な項目なので，これもこの後の項で詳しくポイントを述べることにするよ（p39）．

不明　ありがとうございます！

原則その3　前医からの抗菌薬はすべて中止せよ

不明　先生，でもこれ，ちょっと怖くないですか？

熱尾　何を言っているんだ．効いているのか効いていないのかわからず，そもそもなぜ投与されているのか，その根拠すら不明な抗菌薬を継続しているほうが，よっぽど怖いよ．すべての医療的介入には納得できる理由が必要だろ？特に**不明熱の精査においては論理的思考を一貫して貫くことが大切**で，ごまかしや，その場しのぎをしているようでは，いつまでたっても正解にはたどり着けないんだ[3)][5)][7)]．それに，耐性菌出現，偽膜性腸炎，薬剤熱などの悪影響を考えると，中止することを躊躇する理由はないね．

原則その4　血培を2セットから3セット以上採取せよ

不明　これは何セットが一番よいのですか？

熱尾　菌血症の場合，起因菌の検出率を上げることと，常在菌による汚染との区別をつけること，その両方の意味で，少なくとも2セットは取りたいが，3セットまで取れば9割5分以上の確率で検出できるとも言われている．でも感染性心内膜炎を強く疑うような状況，つまり菌血症の事前確率をきわめて高く見積もっているけれど，まだ有意な菌が検出されていないような場合は4セット以上採取することも必要になる[8)]．要は**その状況に応じて柔軟に対応することが大切**なんだ．

原則その5　まずはひとまず熱型観察

不明 実は，自分は今まで熱型観察をしても診断に結びついたことはないんですよ．ほんとに役に立つんですか？

熱尾 確かに，単に弛張熱や稽留熱などの熱型分類をしてもあまり診断には役立たないが，**発熱に伴う種々の異常所見（比較的徐脈や成人発症Still病の皮疹の出現など）や解熱時の全身状態の観察なども含めると，解熱剤なしで熱型観察をする意義は十分にある**[5) 6) 9)]．また，当然のことであるが，抗菌薬投与後や薬剤熱を疑っての薬剤中止後，あるいは詐熱を疑ったときの監視検温など，何らかの診断的・治療的介入後の熱型の観察は診断的意味がきわめて高いんだ．

原則その6　解熱薬としてのNSAIDsは可能な限り使用するな

熱尾 NSAIDsの使用により，成人発症Still病や血清反応陰性脊椎関節症などの軽症例では，解熱，寛解してしまうことも多く，結節性多発動脈炎などの血管炎ですら，一時的に病勢が治まってしまうことがある．それらの疾患を疑ったうえで，治療の一部としてNSAIDsを用いるのであればよいが，**単なる解熱薬として使用したときに，図らずも病勢が衰え，診断が遠のいてしまう場合もある**んだ．NSAIDs[2) 7)]は腎機能障害，肝機能障害，薬剤熱，胃腸障害など副作用の出現頻度も比較的高く，病態をさらに複雑にする可能性もあり，安易に使用すべきではない．もし解熱薬を使用する場合には，NSAIDsではなく，抗炎症作用をほとんど持たないアセトアミノフェンを使うべきなんだ．

原則その7　チンチンチンと勝利の鐘の音（フェリチン，赤沈，尿沈査）

不明 チ，チンチンチンなんて，そ，そんなこと大学の先生が言っていいんですか？

熱尾 いいんだよ．一般的な診断過程において，血算や生化学検査などは普通にオーダーされることが多いけれど，チンチンチン，つまりフェリチン，赤沈，尿沈査は，不明熱の診療において非常に有用な情報を提供してくれるんだ[2) 5)]．**フェリチンが著明に高値になるものは日本では，成人発症Still病，血球貪食症候群，悪性リンパ腫の一部**と記憶しておけばい

い[10)][11)]．CRPに比べて血沈が高値をとる場合は，リウマチ性多発筋痛症やSLEや結核などを頭においておく必要がある．尿沈査にて赤血球円柱や変形赤血球が多数認められれば，糸球体障害の存在が示唆されるので腎生検の適応となり，血管炎などの自己免疫性疾患の診断に結びつく可能性もある．自己抗体などをやみくもに調べるよりも，結構このチンチンチンが役に立つんだ．

原則その8　Tスポット®.TB（クォンティフェロン®）も忘れずに

熱尾　肺に影がないと，つい忘れがちなのは結核だね．日本では比較的高い罹患率の感染症であることを意識すべきだ．リンパ節，脊椎，髄膜，心膜，腹膜，肝，腎，腸など多くの臓器にさまざまな形で感染を起こす．BCGが一般的に普及している日本ではツベルクリン反応の評価は微妙なものがあるけれど，患者のリンパ球を結核菌特異抗原によって刺激し，産生されるインターフェロン-γを測定するTスポット®.TBなどの検査は，BCGに左右されないので役に立つ．でも，陽性を示したときに，潜在性結核症との鑑別ができないことや，免疫抑制状態では判定不能の場合があることなど，その**検査特性を熟知して結果を解釈する必要がある**んだ[12)][13)]．検査の特異性は高いので，潜在性結核症が少ない若年の不明熱患者が陽性であったときは，大きな威力を発揮するね．

原則その9　膿瘍除外の造影CT

不明　これは単純CTではダメなんですか？造影剤を最初から使うのは抵抗があるなあ．

熱尾　不明熱の診断プロセスのなかで，画像診断はきわめて重要な位置を占めるんだ．**単純CTだけでは，小さな肝膿瘍や腸腰筋膿瘍，各種の腹腔内膿瘍やリンパ節腫脹などは見逃される**恐れがある．不明熱の患者に診断的アプローチとしてCTを撮影するのであれば，やはり原則的には造影をするべきだね[2)][14)][15)]．

原則その10　困ったときのガリウムシンチ（PETスキャン）

不明　ガリウムシンチなんてぼんやりとした検査の印象しかないんですけど．

熱尾　何を言っているんだ．どうにも困ったら，ガリウムシンチにて集積箇所を調べる．**質的な診断は難しいが，腫瘍や炎症の部位の同定は可能であるので，集積が認められればさらなる画像検査や組織検査まで進められる**というわけだ[3)4)]．最近はより診断特性の高いものとして，PET（CT）に非常に注目が集まっていて，不明熱の診断には大いに役立つとの論文が数多く出されている[2)16)〜19)]．確かに原発不明の悪性腫瘍を疑っての生検部位の特定やフォーカス不明の感染症を精査するときなど，場合によっては大変有効なんだが，今のところ不明熱の精査としては保険適応がなく，できる施設も限られている．有用であるがゆえに，"**蟻を殺すのに大砲を用いる**"という類の過剰検査にならないように，十分に気をつけて対応したいね．

原則その11　これと思えば逃さず生検

熱尾　最後は病理組織診断がやっぱりものを言う[2)3)9)]．毎日の診察のなかで急に出現した皮疹や肝酵素値の上昇をぼんやりと見逃していてはいけない．リンパ節，皮疹，骨髄，肝臓，腎臓など身体所見上や検査所見上，**何らかの病変が示唆されるような異常が新たに確認できれば，そのときがまさに生検のタイミング**なんだ．チャンスを逃してはならない．1回の生検で有意な病理所見が認められなくても，あきらめるのはまだ早い．骨髄生検2回と肝生検まで施行してやっと診断がついた悪性リンパ腫や，2日で消失してしまった下腿の丘疹の生検で血管炎の診断がついた症例も経験したこともあるんだ．

原則その12　最終的には主治医が総合的に判断すべき

熱尾　不明熱の診断のためには，病理部，放射線科や各臓器別の専門家とのコミュニケーションが非常に大切だ[1]．しかしながら専門家は常に患者の全体像を把握できているわけではないから，臨床経過とかけ離れたコメントに時々困惑させられたり，各分野の異なる立場からの相反するアドバイスに，どうしてよいのかわからなくなることもある．こんな難しい状況での判断こそ，**最終的には患者を一番よく知る主治医とそのチームが責任を持って総合的に判断すべき**なんだ．それが主治医を信頼する患者に対しての真摯な回答となるんだ．

不明　真摯な回答か．う〜ん，責任重大だ．

> **原則その13**　医療者の焦りが病態を複雑にする．
> 急がば回れとはこのときのためにあることを知るべし

熱尾　不明熱を相手にするということは，医師自身も，状況の不確実性を患者とともに受け入れる覚悟を決めるということだ．その状態に医師が耐えられず，確固たる根拠もなしに抗菌薬やステロイドを使用すれば，病態を複雑にするのみで，先には何も見えてこない[1,3,5,7]．診断確定まで数ヵ月かかることもざらにあるんだ．そんなときに必要なのは，**その場しのぎの薬物介入などではなく，常に患者を支え，先が見えない状況でも，ともに歩いていく姿勢を持ち続ける**ことだね．このことをくれぐれも忘れずに，心に留めておくように！

不明　医者側も患者とともに歩んでいく覚悟が必要だということですね．よくわかりました．

不明熱の診断プロセスにおけるアルゴリズム

不明　先生，13ヵ条の原則が非常に大切だということはよくわかったのですが，実際の診療をするときには，どういう手順で進めていけばよいんでしょうか？

熱尾　そうだね．ではここで『不明熱の診断プロセスにおけるアルゴリズム』を示しておこう．図1を見てごらん．

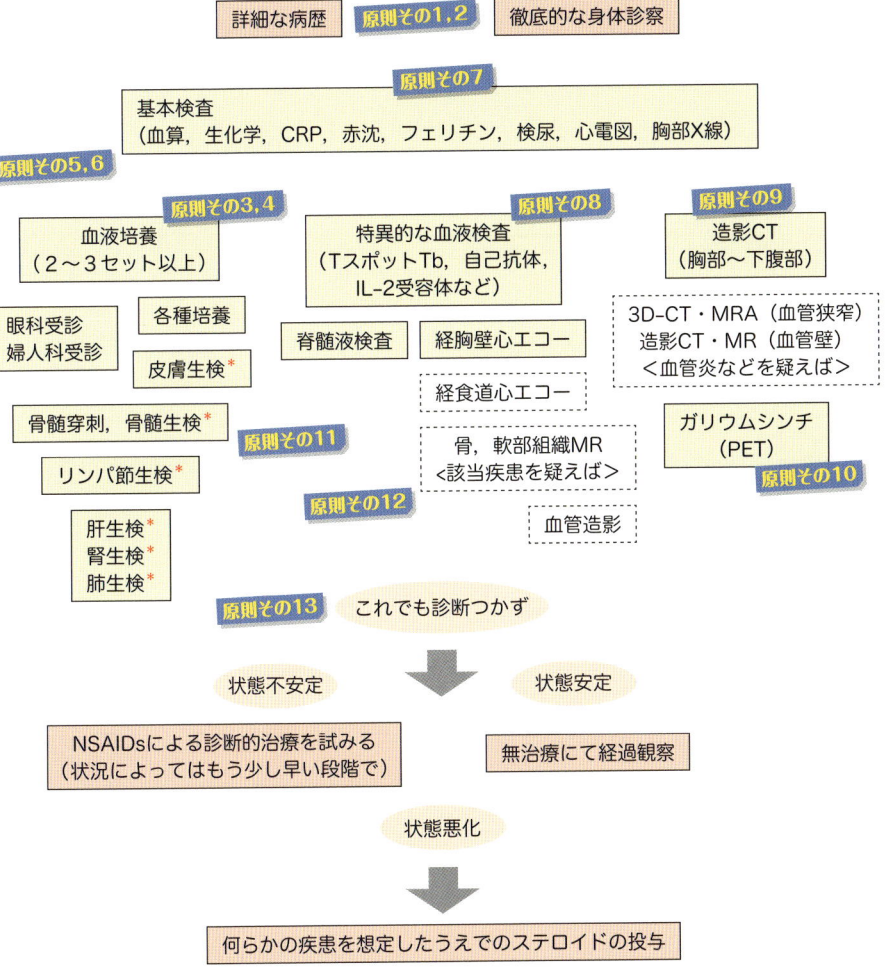

⭐ 診断へのアプローチ

図1 不明熱の診断プロセスにおけるアルゴリズム

（文献1を参考に作成）

注1：どの段階でも，何らかの重症細菌感染症を疑い状況が待てない場合（菌血症など）は，各種培養を採取した後に，抗菌薬を開始
注2：点線内の検査は必要があれば施行
注3：＊各種生検部位は有意な所見が存在し（身体所見，血液検査などで），生検の侵襲度の低い部位を優先
注4：NSAIDsやステロイドによる診断的治療に入った後も，常に一番上の「詳細な病歴」と「徹底的な身体診察」まで戻り，必要に応じてこのアルゴリズムの過程をくり返す

熱尾　これが不明熱の診断プロセスにおけるアルゴリズムだ．まずは『原則その1』『原則その2』の詳細な病歴と徹底的な身体診察が重要だ．次の検査をする前に何が考えられるのか，幅広く鑑別疾患を想起したうえで，診断の候補となる疾患をできる限り絞り込む作業を行う．ただ候補をあげるのではなく，**その根拠となる点と合わない点の両方の側面から考察して，絞り込んだ鑑別診断の事前確率まである程度意識できるのが理想**だね．

不明　確かに，それができればいいなあ．

熱尾　次に基本の検査を行うが，病歴と身体診察で疑わしい疾患があれば，それに関連した**各種の自己抗体や特異的な血清学的検査**なども同時にオーダーしてもよいね．抗菌薬を中止したうえで血液培養を行い，並行して画像検査も進めていく．生検や骨髄穿刺などの侵襲的な検査は重要ではあるけれど，患者の負担を考えながら，必要に応じて順次進めるといった位置づけになるね．

不明　ここで『原則その3』から『原則その11』までを順次実践していくわけですね．

熱尾　原則には書いていないが，このアルゴリズムの左側に示した**専門各科へのコンサルトもきわめて大切になる**．眼の所見は特に重要なので，まずは自分でも眼底を診たうえで，眼科の専門家にぶどう膜炎や血管病変の有無を評価してもらうべきだね．このように**自分で診た所見と専門家の評価を比較することによって，自らの診断技能が上がっていく**んだ．この段階で，必要に応じて婦人科や耳鼻科，泌尿器科，口腔外科（歯科）などにもコンサルトしておきたい．

不明　後は『原則その6』にあるように最初はアセトアミノフェンで経過をみるとして，次の段階のNSAIDsによる診断的治療は，どこまで待って行ったらよいのですか？

熱尾　そうだね，例えば一通り検索を終えた時点で，アセトアミノフェンで熱がまだ下がらずに患者のQOLが阻害されている場合だね．**診断的治療とは，介入前の疾患の想定があってはじめて成立する**．だから，ある程度診断仮説を煮詰めてからでないと意味がないんだ．それでも解熱せずに全身状態が著しく悪化した場合などに，次の段階としてやむをえずステロイドを使う場合もあるけれど，このときも同様のことが言える．**必ず診断仮説を立てて何らかの疾患を想定したうえで，診断的治療に踏み切ることが大切**なんだ．

不明 なるほど．でもそこまで来ても診断がはっきりしないときは，どうするんですか？

熱尾 わからなくなったら，**もう一度最初の詳細な病歴と徹底的な身体診察に戻る**んだ．すべての答えは患者のなかにある．そこに戻れば新たな発見が常にあるからね．あきらめずに粘り強くアプローチすることが大切なんだ．

文献

1) 鈴木富雄："不明熱"を診断する．「事例で学ぶ感染症診断ストラテジー――根拠から理解する適切な診断へのアプローチ法」（馬場尚志／編），pp81-89, 文光堂, 2010
   ↑筆者の経験則の記載．本稿のもとになるもの．暇があればご一読を．

2) Jeffrey A, et al : Fever of Unknown Origin. In Harrison's principles of internal medicine, 16th ed (Kasper DL, et al, eds), pp116-121, 2005
   ↑さすがはハリソン，コンパクトにまとめてあるが，内容は濃縮されている．日本語版もあるが，この章は筆者の拙訳なので，できたら英語版で読んでください．

3) Mourad O, Palda V, Detsky AS : A comprehensive evidence-based approach to fever of unknown origin. Arch Intern Med, 163 (5) : 545-551, 2003
   ↑1966年から2000年までのMEDLINEのシステマティックレビュー．不明熱診療における腹部CT, Duke criteriaを用いた感染性心内膜炎，テクネシウムシンチ，肝生検の診断上における有用性が示唆されているが，病歴聴取と身体診察の意義が強調されている．一読の価値あり．

4) Arnow PM, Flaherty JP : Fever of unknown origin. Lancet, 350 : 575-580, 1997
   ↑Lancetのレビュー．比較的コンパクトにまとまって読みやすい．不明熱の診断プロセス上，特別な検査の優位性はなく，徹底的な病歴聴取とくり返す身体診察が重要との内容．

5) Cunha BA : Fever of unknown origin : clinical overview of classic and current concepts. Infect Dis Clin North Am, 21 (4) : 867-915, 2007
   ↑不明熱診療におけるアプローチの筋道と各疾患のポイントを解説．網羅的でやや量が多いが読みやすい．

6) Tolia J : Fever of unknown origin : historical and physical clues to making the diagnosis. Infect Dis Clin North Am, 21 (4) : 917-936, 2007
   ↑不明熱診療における病歴聴取と身体診察の重要性を一貫して強調．特徴的な病歴と身体所見から考える鑑別診断の表などがわかりやすい．

7) Bryan CS, Ahuja D : Fever of unknown origin : is there a role for empiric therapy ? Infect Dis Clin North Am, 21 (4) : 1213-1220, 2007
   ↑不明熱診療におけるエンピリック治療に関するレビュー．培養陰性の感染性心内膜炎を疑う場合，巨細胞性動脈炎（側頭動脈炎）の可能性が否定できない場合，高齢者の粟粒結核を疑う場合，悪性腫瘍を疑う場合のナロキサン試験，以上の4つの場合以外にエンピリック治療は行うべきではないとの主張がされている．一読の価値あり．

8) Lee A, et al : Detection of bloodstream infections in adults : How many blood cultures are needed ? Journal of Clinical Microbiology, 45 (11) : 3546-3548, 2007
   ↑菌血症のときに血液培養で起炎菌を検出するためには，最低何セット採取する必要があるのかという研究．診断をつけるために4セット以上血液を採取した患者のうち，約90％は最初の24時間以内に採られた2セットで血液培養が陽性となったが，検出率99％以上をめざすのであれば4セット

まで採取する必要性があったとのこと．

9) Cunha BA : Fever of unknown origin : focused diagnostic approach based on clinical clues from the history, physical examination, and laboratory tests. Infect Dis Clin North Am, 21 (4) : 1137-1187, 2007

↑ 5)～7)の論文と同じシリーズ．不明熱診療において各徴候別に考えられる疾患を示した表に工夫がなされているが，分量が多くやや見難い．表を見て調べるのにはよいかもしれない．

10) Wang W, et al : Serum ferritin : Past, present and future. Biochim Biophys Acta, 1800 (8) : 760-769, 2010

↑ 多くの異なった病態や疾患について，フェリチンの動きが詳しく説明されたレビュー．

11) 大田明英：成人Still病．臨床と研究，87 (9)：1219-1224, 2010

↑ 本邦の成人Still病診療の第一人者による短くまとめられたレビュー．

12) Pai M, et al : Systematic review: T-cell-based assays for the diagnosis of latent tuberculosis infection: an update. Annals of internal medicine, 149 (3) : 177-184, 2008

↑ 3種類のインターフェロン-γ測定検査およびツベルクリン反応の診断特性に関する研究の2008年3月までのメタ解析．感度に関してQuantiFERON-TB Goldは78％，QuantiFERON-TB Gold In-Tubeは70％，T-SPOT.TBは90％．特異度に関して2つのQuantiFERON検査では，BCG未接種者で99％，BCG接種者で96％，T-SPOT.TBは93％であった．

13) Higuchi K, et al : Comparison of specificities between two interferon-gamma release assays in Japan [Short communication]. The International Journal of Tuberculosis and Lung Disease, 16 (9) : 1190-1192, 2012

↑ 結核罹患の可能性が極めて低いと考えられる日本の健康人111人（厳密な除外項目を経て対象を選択：平均年齢22.1歳，BCG接種者は88人）対象のQuantiFERON-TB Gold In-TubeとT-SPOT.TBとの診断特性に関する直接比較研究．どちらの検査でも1人のみ陽性で特異度は99％と同等に高かった．

14) Halvorsen RA, et al : The variable CT appearance of hepatic abscesses. AJR, 141 (5) : 941-946, 1984

15) McDonald MI, et al : Single and multiple pyogenic liver abscesses. Natural history, diagnosis and treatment, with emphasis on percutaneous drainage. Medicine, 63 (5) : 291-302, 1984

16) Meller J, Sahlmann CO, Scheel AK : ^{18}F-FDG PET and PET/CT in Fever of Unknown Origin. J Nucl Med, 48 (1) : 35-45, 2006

↑ PETに関する優れたレビュー．PETは大血管の血管炎や腹部，縦隔，軟部組織，慢性骨髄炎などの局所の感染の診断に寄与しうることが示されている．

17) Chantal P, et al : A prospective multi-centre study of the value of FDG-PET as part of a structured diagnostic protocol in patients with fever of unknown origin. Eur J Nucl Med Mol Imaging, 34 (5) : 694-703, 2007

↑ 2003年から2005年にかけて6病院70人の不明熱患者の前向き研究．PETの意義としては，感染症への診断寄与が大きいこと，感染症や腫瘍などの活動性病変を除外できることによる他の疾患群への診断寄与が大きいことなどが示されている．

18) Kubota K, et al : FDG-PET for the diagnosis of fever of unknown origin : a Japanese multi-center study. Ann Nucl Med, 25 (5) : 355-364, 2011

↑ 2006年から20年にかけて日本の6施設で入院していた不明熱患者81人についての多施設共同研究．各施設の患者群と病院の性質の違いによってPETの有用性は異なるとの結果あり．

19) Chantal P, et al : Fever of Unknown Origin. Seminars in Nuclear Medicine, 39 (2) : 81-87, 2009

↑ 不明熱診療における各種核医学検査のレビュー．PET/CTの優位性を示しているが，ESRとCRPの上昇が認められない症例には有用性が低いとの記述あり．

| 基本編 | 不明熱へのアプローチ"13カ条の原則"とは？ |

3. 病歴聴取のポイント

まずは自由に話をさせる

熱尾　いよいよ病歴聴取についての詳しい話をしていこうか．君は不明熱の患者に対して，どんなことから聴きはじめる？

不明　そうですねえ．まず熱の出方かな．

熱尾　それでもよいんだけれど，そもそも熱の出方なんて，患者に聞いてすぐにパッと答えられるかと思うかい？

不明　いや，確かに…．

熱尾　学生のときに医療面接の基本を教えられたよね．やはりここでも**患者が話したいこと，あるいは話しやすいことから聴いていくのが一番の基本**なんだ．もちろん全身状態が悪くて救急車で運ばれたような場合は違うよ．その場合は一刻を争う情報収集が物を言うので，聴きたい情報を絞って素早く聴いていくことが必要だね．

不明　確かに救急ではそんな感じです．

熱尾　状態が安定しているときでもポイントを絞った病歴聴取は大切なんだけれど，はじめから医師側で聴く項目を絞りすぎると，患者も聞かれることしか答えられなくなり，話が断片的になって本当に重要なことが浮かび上がらず，結果的に間違った方向に向かってしまうことがあるんだ．不明熱の診断過程は最初が一番肝心だ．まずは可能な限りじっくりと，患者が話せること，話したいと思うことから話してもらうのがいいね．**優れた総合診療医は，患者の何気ない話のなかからでも，病気の匂いを嗅ぎ分け，その尻尾を捕まえ，病気の本体を引っ張り出す力があるんだ**．患者が遠慮や躊躇なく自由に何でも話せる雰囲気，これを診察室や病室の

3. 病歴聴取のポイント　31

なかに創りあげることができるかどうか，そこも大切だね．

不明　なるほど〜．

発熱＋αの症状が重要

熱尾　さて，病歴聴取の具体的なポイントとは何だろう．君はどんなことを詳しく聴きたい？

不明　発熱以外の症状とかも…．

熱尾　そうだね．不明熱の病歴聴取の1つの鍵はここにあるんだ．**発熱は確かに主訴となる症状だが，それだけでは診断に結びつかない．発熱＋αの症状に着目すると診断の方向性が少し見えてくる．**

不明　それは，「発熱＋咳」とか「発熱＋関節痛」などという感じですよね．でも＋αの症状って言っても，それに患者が気づいていないこともありますよね？

熱尾　いいところに気がついたね．ある程度患者に自由に話してもらった後は，**診断の主要な手がかりとなるような＋αの症状が実際にあったのかどうか，こちらから具体的な例をあげて尋ねていかないといけないね．**長い経過のなかで，患者自身が忘れていたり，あまり気に留めていなかったりもするからね．**表1**に＋αの症状を含め，病歴聴取の具体的なポイントを載せておいたよ．

病気の本質をいかに浮かび上がらせるか

熱尾　ここでもう1つ質問だ．病歴ってなんだと思う？

不明　えっ，病歴ですか．う〜ん，病気の経過かなあ…．

熱尾　確かに経過は経過なんだけれど，1点非常に重要なことがあるんだ．病歴は通常は誰に聴く？

不明　そりゃ患者ですよね．

熱尾　そうだよね．病歴とはつまり，患者が一人称で話す自分自身の病気の経過であって，医師という聴き役がいてはじめて形になる．言い換えてみれば，『**病歴とは患者と医師の対話によって明らかになる，医師の代筆による，患者を主語とした患者自身の病の経時的な記述である**』とも言えるね．

原因検索の手がかり

表1 不明熱の患者への病歴聴取のポイント

発熱	発熱のパターン（周期的，間欠的，持続的） 熱型（体温の上下動，一日のなかの動き） 解熱薬への反応　経過のなかでの熱の推移
全身症状	全身倦怠感，易疲労感，食欲低下，睡眠障害，抑鬱気分・興味の減退，過食，体重減少，体重増加，悪寒（戦慄），発汗，浮腫

	+αの症状	左の症状を示す疾患の一例
頭頸部	頭痛	巨細胞性動脈炎（側頭動脈炎），マラリア，髄膜炎
	顔面痛，鼻水・鼻詰まり，難聴	多発性血管炎性肉芽腫症
	鼻の変形，耳介の痛み	再発性多発軟骨炎
	歯の痛み，歯茎が腫れる	歯根膿瘍
	顎の疲れ	側頭動脈炎
	視力低下	ブドウ膜炎（各種膠原病，サルコイドーシス）
	眼痛，赤眼	強膜炎（各種膠原病），レプトスピラ症
	口内炎	Behçet病，各種膠原病
	咽頭痛	成人Still病
	頸部リンパ節腫脹	各種感染症・膠原病，菊池病，悪性リンパ腫
	頸部腫脹	甲状腺機能亢進症
	頸部痛	亜急性甲状腺炎，高安病
	唾液減少，羞明	Sjögren症候群
胸部	胸痛	再発性多発軟骨炎
	動悸	甲状腺機能亢進症
	呼吸困難，咳，痰 （⇒Case3）	結核，非結核性抗酸菌症，各種感染症，悪性リンパ腫，好酸球性多発血管炎
腹部	腹痛（⇒Case7）	結節性多発動脈炎，感染性大動脈瘤，家族性地中海熱
	下痢，血便	チフス，Crohn病，潰瘍性大腸炎
	排便時痛，肛門痛 （⇒Case1）	肛門周囲膿瘍
婦人科	膿性帯下，月経異常	子宮付属器炎
泌尿器	排尿時痛，排尿困難	慢性前立腺炎
神経	失神，浮遊感，手足のしびれ	高安病，その他の各種血管炎

（次ページに続く）

基本編

(表1 続き)

+αの症状	左の症状を示す疾患の一例
皮膚	皮疹，皮膚の発赤（⇒Case2, 4-①, 5, 6-①, 6-②） 日光過敏 四肢の腫脹，浮腫	各種感染症，各種膠原病，悪性リンパ腫 SLE 副腎不全，深部静脈血栓症
筋骨格	関節痛（⇒Case1, 2, 5），筋肉痛（⇒Case2, 6-②），頸部痛，腰痛（⇒Case1），腱の痛み	各種感染症，感染性心内膜炎，各種膠原病，血清反応陰性脊椎関節症，リウマチ性多発筋痛症，偽痛風
嗜好歴 生活歴	飲酒・喫煙歴，職業歴（⇒Case4-②, 6-③），食事歴，性的嗜好・性交渉歴，旅行歴（⇒Case6-②），ペット飼育歴，動物・昆虫による刺咬歴（⇒Case6-①, 6-②），周りの人の健康状態，自宅や職場の環境，新たな環境への曝露，ストレス（⇒Case4）
薬剤歴	ステロイド，免疫抑制薬，生物学製剤，抗菌薬，抗けいれん薬や抗精神薬など何でも，漢方薬，健康食品，新たに処方された薬，非合法薬物使用
既往歴	糖尿病，先天性心疾患，弁膜症，人工関節・人工血管，ペースメーカー，抜歯，歯槽膿漏，中耳炎，副鼻腔炎，結核，肺炎，慢性呼吸器疾患，癌・精神疾患，褥瘡，外傷歴，脾摘，胆石，前立腺肥大，神経因性膀胱，膀胱カテーテル留置歴，タンポンの使用，出産・流産歴，予防接種歴，関節・腰部への注射歴，最近の手術歴，点滴・輸血歴
家族歴	結核，原因不明の発熱，現時点での感染症罹患，癌，自己免疫性疾患

SLE：systemic lupus erythematosus（全身性エリテマトーデス）

不明　かなり硬い感じがしますが，言われてみれば確かにそうですね．

熱尾　**素晴らしい病歴を読むと，患者の日常生活のなかで病気の徴候がどのような意味を持ち，患者が自分の病気をどう感じていたのかが，生々しく浮かび上がってくる．**しかしながら実際君達は，なかなかそのような記述をすることができない．なぜだと思う？

不明　う〜ん．努力が足らないんでしょうか．

熱尾　いや，足らないのは努力じゃない．**教科書に書いてある症状から鑑別診断を想起することができても，その症状が実際はどのように患者の生活のなかに現れ，どのように患者が感じて，どのような表現で患者の口から語られるのかという実践的な経験と，それを洞察しようとする姿勢が君たちには足らないんだ．**それに加えて，**そのような病歴聴取が診断**

の過程で役に立ったと心底思える臨床体験が乏しいために，その重要性に気づいていないとも言えるね．例えば，Sjögrenを疑う人に唾液分泌の様子を聞くとき君はどう尋ねる？　まさか『唾液が出ないと思いますか？』じゃないだろうね．

不明　……．

熱尾　例えばだが，『パンやせんべいなどを食べるときに，飲み物なしで食べられますか？』などと聞けばいいんだ．では，うつ病を疑った人に対してのスクリーニングとしてはどんなことを聞く？

不明　教科書的に言うと，『抑うつ気分と興味の減退がありますか？』でしょうか．

熱尾　まさか，本当にそう聞いているんじゃないだろうね．

不明　……．

熱尾　抑うつ気分に関しては，『最近何となく沈んだ気分が続いていることはないですか？』と聞けばいいし，興味の減退に関しては，『いつも楽しくやれていたこと，例えばスポーツ観戦や買い物などの趣味や気晴らしを，以前と同じように楽しくやれていますか？』などと尋ねればいいんだよ．

不明　なるほど〜．確かにその通りなんですけれど，そんなこと大学では教えてもらえなかったなあ…．それを学ぶためには，どうすればいいんですか？

熱尾　自分が聴取した病歴と指導医がカルテに記載した病歴とを比較したり，回診で指導医と患者とのやりとりを見て学んだり，カンファレンスでプレゼンテーションをしてフィードバックを受けたり，そんな毎日の積み重ねが大切だね．でももっと大切なことは，君自身が患者の生活に深く興味をもつことだ．自分の関心の焦点を疾病から患者そのものに移し替えることだね．それがあってはじめて水面下に隠れている病気の本体を浮かび上がらせることができる．それが何よりも大事なんだ．

過去の医学的資料について

熱尾　不明熱の患者は一般的に紹介患者が多いんだが，君だったらどのようにしてその患者の過去の医学的情報を手に入れる？

不明　えっ，普通は診療情報提供書がついてきますよね．あれじゃダメなんですか？

熱尾 前医からの診療情報提供書があったとしても，そこにこちらがほしい検査データや経過の流れが詳しく記載してあるとは限らないだろ．主治医であるならば，他院からでも過去の医学的資料（X線写真，経過記録，病理標本など）を不足なく手に入れたいよね．そんなときは前医に直接電話をして依頼をすることが大事だね．

不明 紹介してくださった先生も忙しいと思うので，どうも気が進まないなぁ…．

熱尾 前にも言ったと思うが，**過去の資料は宝の山であり，その分析はきわめて重要**なんだ．その手間を惜しむことによる損失は実に大きい．以前に入院歴のある患者であれば，「しめた！」と思って，まずそのカルテを目を皿のようにして隅から隅まで舐めるように見ることが必要だね．それらの医学的な経過やデータを記した資料が揃えば，本人から聴いた病歴と照らし合わせ，年表のような詳しい経過表をつくることができる．

不明 年表か．一見してすべてが把握できそうですね．

熱尾 ただ1つ注意しておきたいことがある．**前医や過去のカルテから得た医療情報と，本人が話した病歴の内容とを同じ次元のものとして扱わないことだ**．

不明 それはどういうことですか？

熱尾 それらの2つは，確からしさも情報の持つ意味合いも異なっているということだよ．どちらが上ということではなくて，双方がそれぞれ補い合うものであるということだ．その違いをわかったうえで，上手に組み合わせるといいね．

不明 なるほど．でも必ずしも前医からの医療情報が正しいとも限りませんよね．

熱尾 たまにはいいことを言うじゃないか．まさにその通りで，特に**画像検査の読影結果や病理組織診断などは，どこまでの情報がそのときの診断医に前もって伝わっていたかによって，診る視点も変わり，診断の結果も大きく異なってくる**ものなんだ．状況によっては前医ですでに診断されている検査結果の再評価も必要となってくるね．

解釈モデルについて

熱尾 もう1つ大事なことを話しておこう．解釈モデルという言葉を聞いたことはあるかい？

不明 OSCE*世代ですから大丈夫です．患者が自分の病気についてどう思っているかですよね．例えば，原因があんなことと関係しているんじゃないかとか，こんな病気を心配しているとか，このような検査をしてほしいと思っているとか，でしたよね？

*OSCE：オスキー，objective structured clinical examination

熱尾 その通り．もともとは人類学者であるArthur Kleinmanが1970年代に，異なる文化圏に住む人々の医療行動を観察するなかで，このような質問の重要性を指摘したことから生まれた概念なんだが[1,2]，今では医療面接において患者の解釈モデルを聴くことは，君たちには常識となっているよね．これは不明熱の診療においては特に重要になるんだが，どうしてだと思う？

不明 特に，ですか….

熱尾 このあとに話をする『3つのぶれない軸』，という話にも関係するが，不明熱は必ずしも最終的に診断がつくとは限らない．診断ができないまま長期にわたり経過をみることもあるし，診断不明のまま解熱してしまうこともある．そんなときに，患者が自分の熱についてどんな思いを持っているのか，それを主治医が理解していることが診療上非常に大きな意味を持ってくる．患者は診断を何としてもつけたいのか，熱が下がればひとまず納得できるのか，何か特別な病気を心配しているのか．**患者の思いを知ることなくして，ゴールへの地図は描けない**．道先案内人が，客を置き去りにして先に帰ってしまったり，勝手に行き先を変更してしまったりでは話にならない．**あくまで一緒に歩いていくという姿勢が大切**なんだ．私たちの**目的は単に病名を探したり，熱を下げることではない**よね．**最終的に患者に納得のいくような形で答えを出すこと．それが重要**なんだよ．

不明 なるほど．一緒に歩いていくという姿勢か…．簡単ではなさそうだけれど，がんばります！

文 献

1) Kleinman A, Eisenberg L & Good B : Culture, illness, and careclinical lessons from anthropologic and cross-cultural research. Annals of internal medicine, 88(2): 251-258, 1978

↑ 医療人類学者として高名な著者を世に出した歴史的論文. Diseaseとillnessの違いを提唱し, biomedical一辺倒ではなく全く異なった角度からの視点が医療には必要であることを明快に提唱. 一読しておきたい.

2)「病いの語り―慢性の病いをめぐる臨床人類学」(アーサー・クラインマン/著, 江口重幸, 五木田紳, 上野豪志/訳), 誠信書房, 1996

↑ ここでは訳書を挙げておいたが, この訳は素晴らしい. 病とは, 人間とは, 医療とは, そして医師とは…. この本を開くたびに自らの生業のもつ意味について深く考えざるをえない. ちなみに著者の「explanatory model」は一般的には「解釈モデル」ではなく「説明モデル」と和訳されている.

4. 身体診察のポイント

何が重要かを常に考えて診察を行う

熱尾　さあ，次は身体診察についての話だ．君は身体診察を行うときに何か心がけていることはあるかい？

不明　そうですね．見逃しがあるといけないので，とにかく丁寧にやるようにしています．

熱尾　それは素晴らしい！ **まずは頭の先から足の先まで丁寧に身体所見をとることが基本**だね．ただし一言言わせてもらうと，いくら丁寧にやっても漠然と行っていては，時間がかかるわりに思わぬ所見を見落としてしまうこともあるんだ．不明熱の患者の身体診察にはいくつかの重要なポイントがあるので，それを覚えておくとよいよ．表1にまとめておいたので見ておいてほしいね．

　　　どうだい，身体診察を行うときのポイントが理解できたかい？

不明　そうですね．でもポイントといってもたくさんあるので，結構大変ですね．

熱尾　そう思うかもしれないが，慣れれば一通り行っても15分程度で終了できるようになるよ．それに**病歴を聴いた時点で，鑑別診断をある程度絞ることができれば，身体診察ではそれらに関連したポイントを，特に注意して診察することができる**．前にも述べたように，**常に頭のなかに診断仮説を考えておいて，次の診断的介入によりその仮説がどのように変わるかということを意識すること**，それが診断過程においてはきわめて大事なんだ．病歴聴取 → 身体診察という順番は非常に合理的であるとも言えるね．

原因検索の手がかり

表1 不明熱の患者への身体診察のポイント

全身状態	意識レベル，活気，発語，精神状態
バイタルサイン	低血圧，脈圧，血圧の左右差，体温（監視下），比較的徐脈，頻脈，不整脈，呼吸数増加，SpO₂低下

各部位の所見		左の所見を示す疾患の一例
頭頸部	側頭動脈の左右差・圧痛	巨細胞性動脈炎（側頭動脈炎）
	副鼻腔部位の叩打痛・圧痛	副鼻腔炎
	鞍鼻，耳介変形	再発性多発軟骨炎
	鼻鏡下で鼻粘膜異常，後鼻漏，難聴	多発血管炎性肉芽腫症
	結膜貧血調	各種慢性炎症性疾患，MDS
	強膜炎，眼底異常(出血，ぶどう膜炎など)	各種膠原病
	眼瞼結膜点状出血，Roth 斑	感染性心内膜炎
	顔面の結節・皮疹	サルコイドーシス
	蝶形紅斑	SLE
	う歯，歯槽膿漏，口唇周囲の圧痛	歯根膿瘍
	口内炎，口唇炎，アフタ	Behçet病，各種膠原病
	甲状腺腫大，甲状腺圧痛	甲状腺機能亢進症，亜急性甲状腺炎
	頸部リンパ節腫脹（⇒Case6-②）	各種感染症，悪性リンパ腫
	頸部血管雑音・圧痛	高安病
	頸椎の可動時痛，可動性不良	偽痛風，血清反応陰性脊椎関節症
胸部	胸鎖関節・胸肋関節痛	血清反応陰性脊椎関節症
	肋軟骨痛	再発性多発軟骨炎
	腋下リンパ節腫脹	各種感染症，悪性リンパ腫
	心雑音	感染性心内膜炎，心房粘液腫
	喘鳴	好酸球性多発血管炎性肉芽腫症
腹部	腹部圧痛（⇒Case7），腹部腫瘤	腹腔内膿瘍，感染性大動脈瘤
	肝叩打痛	肝膿瘍
背部	脊椎叩打痛	硬膜外膿瘍，化膿性脊椎炎
	大動脈・腎動脈雑音（⇒Case2）	各種血管炎（高安病，結節性多発動脈炎）

MDS：myelodysplastic syndromes（骨髄異形成症候群）
SLE：systemic lupus erythematosus（全身性エリテマトーデス）

（次ページへ続く）

(表1 続き)

各部位の所見	左の所見を示す疾患の一例
会陰 肛門周囲の腫瘤・圧痛, 痔瘻 (⇒Case1) 前立腺の腫脹・圧痛 陰部潰瘍 帯下の異常 睾丸圧痛	肛門周囲膿瘍 慢性前立腺炎 Behçet病 子宮付属器炎 結節性多発動脈炎
四肢 爪下出血, Osler結節, Janeway病変 Raynaudの所見 四肢の浮腫・腫脹・発赤 筋の把握痛 (⇒Case2, 6-②) 関節炎 付着部炎 腸腰筋徴候	感染性心内膜炎 各種膠原病 DVT, 蜂窩織炎 各種血管炎, 特殊な感染症 各種感染症, 各種膠原病など広範な疾患 リウマチ因子陰性脊椎関節症 腸腰筋膿瘍
皮膚 発汗過多 皮疹 (紅斑, 水疱, 丘疹, 紫斑など) (⇒Case4-①, 5, 6-①, 6-②) 結節性紅斑 (⇒Case2) 虫の刺口・痂皮 (⇒Case6-①, 6-②) 皮膚潰瘍, 褥瘡	甲状腺機能亢進症 各種感染症, 各種膠原病 サルコイドーシス, 結核, 各種膠原病 リケッチア感染症 壊疽性膿皮症, 骨髄炎
神経 顔面神経麻痺 単神経障害, 多発神経障害 意識レベル低下, 項部硬直	多発血管炎性肉芽腫症 各種血管炎 髄膜炎

DVT: deep vein thrombosis (深部静脈血栓症)

どのようにして身体診察のスキルを高めればよいのか?

不明 先生, 大きな声では言えないんですが, 実は自分でとった身体診察の所見にあまり自信が持てないんです. 学生時代のOSCEのおかげで型通りにやることはできるようになりましたが….

熱尾 まずは型通りできることが最低限. それはそれで悪いことではない. でも, そのうえで所見が正しくとれているかどうか, そしてそれがどんな意味を持つのか理解していることが重要だね. 例えばどんな診察を難しいと感じているんだい?

不明　心音とか，リンパ節の触診とか….どうやったらきちんと診られるようになれるんでしょうか？

熱尾　身体診察で，研修医が苦手に思うようなものはだいたい決まっているよね．表2に苦手になっている原因と思われる点と診察のコツなども含めて書き出してみたんだが，練習する機会が少なかったり，フィードバックが受けにくかったりするものが多い．大学病院などには身体診察のシミュレーション学習用の高価な人形などもあるけれど，一番よいのは**指導医と一緒にベットサイドで患者を丁寧に診察し，適切なフィードバックを受けながら有意な所見を自分の五感で確認する**ことだ．百聞は一見に如かず．この過程をくり返すことによって，少しずつ自信がついてくると思うよ．

不明　なんでもくり返しなんですね．

熱尾　今の時代は便利だから**Web上のサイトも利用できる**よ．"physical examination"と入力すれば，誰もがわかりやすくて勉強になる動画を直ちに見ることができる．私もときどき参考にすることもあるんだ．**身体診察は医師には一生ついてまわるスキル**なので，あらゆる機会を利用して貪欲に学び続けてほしい．自らの五感と技能を常に磨き続けることが大切なんだ．もう1つ覚えておいてほしいのは，**身体診察の所見は解剖と常にリンクしている**ということだね．臨床的観点から書かれた解剖学の優れた書物が何冊か出ているので，そのような本を一冊は手元に置いて，常に，調べるようにするとよいね[1)～3)]．身体診察の前後に少し目を通すだけで，君が行う診察の質と意味が格段に違ってくるよ．

不明　解剖学の本か….ここしばらく本棚の奥に眠らせてあるだけでしたが，ぜひ手元に置くようにします！

診断へのアプローチ

表2　不明熱の診療で重要であるが，研修医が苦手とする身体診察手技の一例

身体診察手技	苦手になっている原因と思われる点	診察のコツ
直像検眼鏡での眼底観察	● 正しい手技を教えられていない ● 正常がどのように見えるか認識できていない ● 練習回数が圧倒的に少ない ● スキルが稚拙 　(角度が悪い・ピントを合わせていない・姿勢が不安定)	● 暗い場所で診る ● 外側15度からの光の入射 ● 視軸と光軸を一致させる ● 確実で丁寧なピントの調節 ● 安定した姿勢と検眼鏡の保持
リンパ節触診	● 正しい手技を教えられていない 　(特に腋窩リンパ節) ● 有意な所見を触知した経験が乏しい ● スキルが稚拙 　(触診がおおざっぱで浅くて弱いのでリンパ節を探り出せない)	● 比較的強く置いた指を表皮から離さず表皮ごとずらすように動かし，皮下組織の中から数mm～数十mm径の類円形物を探り出す感覚で行う ● 指先の感覚に全神経を集中させる ● 有意な所見を指先に覚え込ませる
心音聴診	● 適切な患者の姿位で聴取していない ● 各疾患や病態に特徴的な心雑音や過剰心音を記憶していないし，聴いたことがない ● 病態を予測して聴く習慣がない	● 静かなところで聴く ● 適切な姿位にして聴く 　(ARなら座位で前傾，MSなら左臥位など) ● 前提としてCDなどで代表的な心音を聴き込み，耳につくほどにしておく ● 聴取できる音を分離してそれぞれに評価する 　(まずは1音，次に2音，次に過剰心音，次に収縮期雑音など)
腹部触診	● 正しい手技を教えられていない ● 浅い触診と深い触診の診察の意味を認識していない ● スキルが稚拙 　(無用に患者を痛がらせる．腫瘤や圧痛の位置や程度が正確に評価できていない)	● 必ずベットサイドに座って患者の顔を見て話しかけながら不安を与えないようにし，腹壁に余分な力を入れさせないように触診する ● 浅い触診と深い触診のメリハリをつける

AR：aortic regurgitation（大動脈弁閉鎖不全）
MS：mitral stenosis（僧帽弁狭窄症）

（次ページへ続く）

基本編

4. 身体診察のポイント

(**表2 続き**)

身体診察手技	苦手になっている原因と思われる点	診察のコツ
直腸診	● 正しい手技を教えられていない ● 正常と異常の区別がつかない 　（特に前立腺の大きさ・硬さなど） ● 練習回数が圧倒的に少ない ● スキルが稚拙 　（無用に患者を痛がらせる．奥まで触診できていない）	● 正しく適切な姿位をとらせる ● 言葉がけやタオルがけを適切にして羞恥心に十二分に配慮する ● 正常の前立腺の大きさと硬さを指先に覚え込ませておく 　（シミュレーション器具もある）

参考図書

1) 「解剖学講義　第3版」（伊藤隆/原著，高野廣子/改訂），南山堂，2012
   ↑ あえて描写的な図を避け，正しい理解のために過不足のない簡潔な図で統一．臨床的ポイントを簡潔明瞭な表現で各所に記載．学生のみならず経験を積んだ医師にこそ，色文字で記載してあるその臨床的ポイントをレビューしてほしい．名著である．

2) 「臨床のための解剖学」（佐藤達夫，坂井建雄/監訳），メディカルサイエンスインターナショナル，2008
   ↑ 言ってみれば，先に挙げた解剖学講義に解剖アトラスを合わせ，より詳細かつカラフルにしたもの．身体診察や画像検査からの観点や外科的手技に至るまでの臨床的ポイントが満載．やや詰め込みすぎのきらいはあるが，勉強好きな方には間違いのない良書である．

3) 藤縄理/著：「運動・からだ図解―筋と骨格の触診術の基本」，マイナビブックス，2013
   ↑ 筋骨格系の診察に関しては，理学療法士やトレーナーなど医師以外向けに書かれた本が役立つ．各種の筋肉が体をどう動かしているのか，今触診しているのはどの筋肉なのかなど，簡潔明瞭に記載．先にあげた2冊に比べてコンパクトで圧倒的に安価．多くの医師はこのような本に対して残念ながら無関心だが，ジェネラリストならばぜひ一読してほしい．

| 基本編 | 不明熱へのアプローチ"13カ条の原則"とは？ |

5. 3つのぶれない軸

熱尾 さて，ここまで"不明熱の定義"からはじまり，"13カ条の原則"，"病歴"と"身体診察"に関してなど，不明熱診療における基本について話をしてきたが，どうだい，何とかやれそうかい？

不明 う〜ん．そうですねえ．どのように診断の道筋を進めていくかは，ある程度理解できるようになりました．でも，そうは言っても，実際の現場ではゴールが見えないことも多くて，かなりしんどいですよね．先生は，いったい何を思って不明熱の診療に当たられているのですか？ ときに嫌になったりしませんか？

熱尾 なるほど．嫌になったりか…．そうだね，ここでもう1つ君に大切な話をしておこう．

3つのぶれない軸

熱尾 不明熱の診断プロセスは，不確実で不明瞭な長い道を歩いていくのにも似ているんだ．患者，家族はもとより，主治医チームや看護師を含め，皆不安な気持ちをときとして隠しきれず，診療の方向性がぶれやすくなる．落とし穴にはまらないためにも，次の3つの軸を意識することが大切なんだよ[1]．

不明 3つの軸，ですか．

熱尾 そうだ．まず1つ目は『**論理的思考**』の軸だ．これは**"不明熱のアプローチ13カ条の原則"に従い，前に示した"不明熱の診断プロセスにおけるアルゴリズム"**（p27）**に沿って，常に正しい考察をくり返すこと**だ．そこに**論理の飛躍やごまかしがあってはならない．誰もが納得できるストーリーを探り出すことが大切**なんだ．

不明　なるほど．では2つ目は？

熱尾　2つ目は『**確固たる信念の軸**』だ．**出口の見えない迷い道にはまったときこそ，必ずいつかは診断できると考え，診療においての困難を苦としない前向きな気持ちが大切**なんだ．解決までに数カ月，いや数年かかる例もざらにある．決してあきらめてはならない．

不明　う～ん，確かにそうですよね．では3つ目は？

熱尾　3つ目は『**共感的対応の軸**』だ．**患者・家族は症状に苦しめられているだけでなく，不確実な自分の状況に対して，大きな不安を抱いている．その思いを十分に理解し，真摯に対応することが大切**だ．主治医もその不確実性を受け入れたうえで，現時点での考察や方向性を，患者・家族にきちんと説明する必要があるね．**常に患者・家族の傍らに立ち，地図を広げて一緒にゴールをめざして進んでいく姿勢が重要**となるんだ．

軸を支える環境

不明　なるほど～．でもなかなかうまくいかないことも多いんですよ．そこまで頑張れるかな…．

熱尾　そうだね．確かに君の気持ちも理解できる．しかし診療は一人で行うものでもないよね．この3つの軸をぶれないように支える環境こそが，実はとても重要なんだ．その環境というのは，図1に示す通り，『**信頼で結ばれた診療担当チーム**』『**医師による診断プロセスを理解したうえで，患者・家族を支えることができる看護師や多職種のメディカルスタッフとの連携**』，それと『**病院内外の各分野の優れた専門家とのネットワーク**』だよ．これらはいずれも付け焼刃で準備できるものではなく，普段からの診療姿勢がものをいうんだ．でもまあ，これは不明熱の診療に限らず，よき医療を行ううえでの基本事項とも言えるね．

不明　そうか，結局は普段からの診療に向かう姿勢が大切なんですね．

熱尾　その通り．特別なことは何も必要ないんだ．**当たり前のことをしっかりと毎日の診療において築き上げていくことが，何よりも大切**なんだよ．

最後に

熱尾　どうだい，今度は何とかやれそうかい？

論理的思考
- 不明熱に対してのアプローチ "13カ条の原則"
- 不明熱の診断プロセスに関するアルゴリズム

信頼で結ばれた診療担当チーム

病院内外の各分野の優れた専門家とのネットワーク

確固たる信念
- 種々の誘惑に負けずに原因を必ず診断するという前向きな意志

共感的対応
- 患者・家族の不安な気持ちを理解し、受けとめ、説明し、常に傍らに立つ

診断プロセスを理解したうえで、患者・家族を支えることができる看護師や多職種のメディカルスタッフとの連携

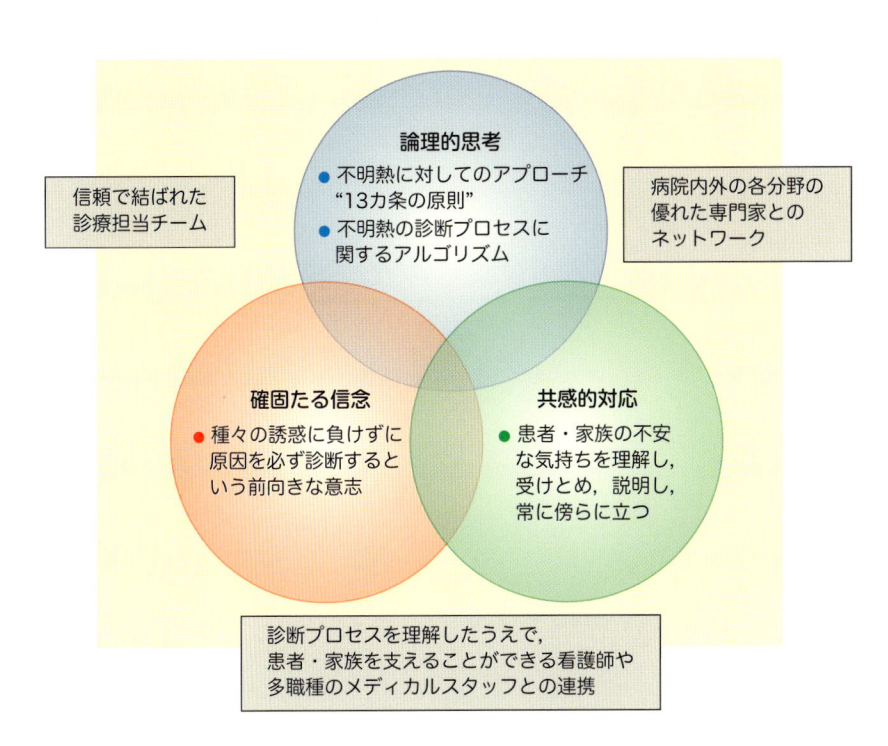

図1　不明熱の診断プロセスにおいて大切な3つの軸とそれを支える環境
（文献1を参考に作成）

不明　先生の話を聞くうちに，何とか自分でもやれそうな気がしてきました．

熱尾　よし，基本はこれで終わりだ．後は実践あるのみ．これから私が経験した不明熱の症例のなかから楽しく勉強になるケースを紹介していくので，君も自分が主治医になったつもりで，チャレンジしてほしい．これらの症例を通じて，13カ条の原則がいかに有効かということを体験し，その考え方をしっかりと身につけてほしいんだ．

不明　わかりました！最後まで頑張りますので，どうぞよろしくお願いいたします!!

文献

1) 鈴木富雄：" 不明熱" を診断する．「事例で学ぶ感染症診断ストラテジー　根拠から理解する適切な診断へのアプローチ法」（馬場尚志/編），pp81-89，文光堂，2010

実践編

ケーススタディで身につける "13カ条の原則"による診断の進め方

Case1 疑わなければわからない！意外な落とし穴
3週間前からの腰部違和感と発熱が続く58歳の男性

Case2 「抗菌薬が著効した」に要注意！
半年前から抗菌薬で解熱する発熱をくり返す50歳の女性

Case3 胸部CTで影がないのに咳が止まらない？
頑固な咳と発熱に悩まされ，発症7カ月後に診断がついた69歳の女性

Case4 こんな不明熱も決して稀ではない…？
3年前からの身体全体の皮疹と1年前からの高熱に苦しむ44歳女性（他2例）

Case5 油断大敵！ 一難去ってまた一難
発熱と皮疹が続く31歳の男性

Case6 検査も大事だが，やはりこれが1番重要
発熱と皮疹に悩まされるも地域性がヒントとなり診断がついた62歳男性（他2例）

Case7 第4の不明熱といえば…
8年前からの周期的な発熱と腹痛に悩まされる26歳男性

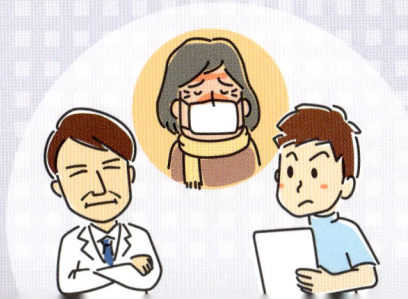

実践編　ケーススタディで身につける"13カ条の原則"による診断の進め方

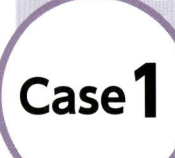

Case 1　疑わなければわからない！意外な落とし穴

3週間前からの腰部違和感と発熱が続く58歳の男性

研修医（名前：不明嫌男）
熱尾先生，こんにちは．いよいよここからは実際の不明熱の症例ですね．どんな患者さんですか？

指導医（名前：熱尾直志）
まてまて，やる気があるのはよいが，その前に基本編で学んだ『不明熱に対してのアプローチ13カ条の原則』を覚えているかい？

不明　え，え～っと．た，たしかチンチンチンとか…．

熱尾　それしか覚えていないのか，君は！　まあいい，もう一度ここで20ページの13カ条の原則を頭に入れてからはじめよう．

確認したところで，さあ，早速症例だ．これはかなり以前に経験した症例なんだが，いろいろな意味で非常に勉強になるので一緒に考えてみよう．

Case　58歳，男性

現病歴

3週間前からみぞおち付近の痛みあり，近医で胃カメラ，腹部超音波，胸腹部CTを施行されるも異常なし．腰の後ろに違和感あり，近くの整形外科では腰椎ヘルニアと診断．3週間前より37～38℃の熱が毎日出ている．近医にてケイテン®，メロペン®に加えクラビット®も投与されているが解熱せず，サクシゾン®を100 mg静注されて一時的に解熱するも診断がつかず，不明熱の原因精査ということで紹介受診となった．

熱尾　どうだい．この情報からまずどんなことを考える？

不明　そうですねえ．抗菌薬がこれだけ入っていても熱が治まらないということは，効いていないわけですから，感染症の可能性は低いでしょうね．

熱尾　まてまて，このような場合には**抗菌薬はどのくらいの量がどのような投与方法で使用されていたのかが問題**になる．それに熱がすぐに治まらないからといって，全く効いていないとも断言できない．表1に一般的に抗菌薬を投与しても解熱しない状況で，考えなければならない病態を記してみた．

不明　なるほど．いろいろ考えないといけないんですね．

熱尾　そのほかに気になる部分はあるかい？

不明　気になると言えば，みぞおち付近の痛みと腰の後ろの違和感ですかね．腰は本当にヘルニアでいいんでしょうかね？発熱もしているので何か嫌な感じがしますね．

熱尾　そうだね．すでにどこかの医療機関がかかわっている事項であっても，本人の口から語られる情報については，必ずしも正しいとは限らない．これだけの情報ではどのような根拠でヘルニアと診断したのかわからないね．先程の抗菌薬の使用方法に関しても言えることなのだが，前医での診断根拠やそこで行われた医療行為に関しては，その医療機関に尋ねればその間の経過についてある程度確実な情報が得られるのだから，その手間を惜しまず，**疑問が残る部分は必ず前医に問い合わせることが非常に大切**なんだ．『原則その1　詳細な病歴をとり直せ』は，過去の医療情報に関しても，可能な限り正確に裏をとるということを含むんだよ．

原因検索の手がかり

表1　抗菌薬を投与していても解熱しない状況で，考えなければならない病態

① そもそも感染症ではない
② 使用している抗菌薬が効力をもつ感染症ではない （ウイルス・結核・真菌・非典型的なものなど）
③ 抗菌薬の感受性が悪い（その微生物が耐性を獲得している）
④ 抗菌薬の使用方法と使用量が適正ではない （PK/PD理論に基づいての適正な投与法と投与量ではない）
⑤ 抗菌薬が効きにくい部位の感染である（深部膿瘍，骨髄炎など）
⑥ 抗菌薬使用に関連した二次的な発熱で修飾されている（薬剤熱，偽膜性腸炎など）

原則その1　詳細な病歴をとり直せ

熱尾　また，腰痛というありふれた症状に，発熱のような『+α』の状況が加わることによって，見逃してはならない状態とみなされることは一般的に『red flag sign（赤旗徴候）』と呼ばれているね[1)2)]．そこに気づいたことは素晴らしい．念のために腰痛のred flag signについて表2に記しておいたが，もちろん君はこれを知っていたんだよね？

不明　……．

身体所見

血圧104/63 mmHg，脈拍72/分，体温37.6℃．
全身状態悪くない印象．眼瞼結膜貧血なし．眼球結膜黄染なし．
副鼻腔圧痛なし．頸部リンパ節腫脹なし．咽頭発赤なし．扁桃腫脹なし．
心音整．心雑音なし．呼吸音清．副雑音なし．腹部平坦軟で圧痛なし．
腸音亢進減弱なし．腹部血管雑音なし．下腿浮腫なし．CVA叩打痛なし．
腰椎L3部の右側に圧痛あり．
左手手関節伸側に軽度熱感腫脹圧痛あるも発赤なし．神経所見異常なし．

熱尾　この身体所見からはどう考える？

原因検索の手がかり

表2　腰痛のred flag sign（赤旗徴候）

腰痛に以下の状況を伴うときは要注意！
● 50歳以上　　● 発熱　　● 最近の尿路感染や皮膚感染の既往 ● 脊椎近くの穿刺傷　● 重度の外傷　● 夜間時痛　　● 安静時痛 ● 腰椎以下の何らかの神経徴候あり（下肢のしびれ，尿閉など）● 体重減少 ● 癌の既往　　● 骨粗鬆症　　● 免疫抑制の状態　● ステロイド内服中 ● 経静脈的薬剤投与　● 6週間の保存的療法でも改善なし
考えるべき鑑別診断
● 感染性椎体炎・椎間板炎（細菌，結核）　● 硬膜外膿瘍　● 腸腰筋膿瘍 ● 椎体骨折（病的骨折）　● 悪性腫瘍（原発，転移）　● その他の脊椎関節炎など

不明　そうですね．腰椎に圧痛があるとのことで，やはり腰の病変はありそうですね．また左手関節も問題があるとすれば，何かの膠原病でしょうか？

熱尾　まず手関節についてはそれが本当に関節内の問題なのか，**関節外の腱や軟部組織の問題なのか，それによって鑑別も変わってくるので，しっかりと診察しないといけないね**．もし，**単関節炎があると考えると，化膿性関節炎の除外がまず必要となるけれども，不明熱で診断がつかないときには，結局偽痛風だったということもある**ので最初は広く鑑別を考えることが重要だ．表3（次ページ）に鑑別についてまとめておいたので見ておいてほしいね[3)4)]．

原則その2　何度でも身体診察をくり返せ

検査所見

WBC	13.2×10³/μL (Seg 80.1% Lym 13.5%)	Na	142 mEq/L
		K	3.9 mEq/L
Hb	11.2 g/dL	CL	106 mEq/L
PLt	516×10³/μL	GOT	12 IU/L
		GPT	9 IU/L
TP	6.3 g/dL	LDH	169 IU/L
ALb	3.5 g/dL	ALP	253 IU/L
GLU	88 mg/dL	γGTP	35 IU/L
UN	18 mg/dL	CRP	4.6 mg/dL
Cre	0.7 mg/dL	赤沈	59 mm/時
UA	4.2 mg/dL	検尿	異常なし

熱尾　検査所見はどうだろう？

不明　白血球数は増加しており，CRPや赤沈といった炎症反応は少し高い気がしますね．あとはこれといって気づかないのですが…．

熱尾　確かにその通りなんだけれど，白血球は数だけではなくて分画も大事だね．例えばこのデータからではわからないけれども，不明熱の鑑別という観点からすると，好酸球数には注意が必要だ．

🔍 原因検索の手がかり

表3 発熱時に注意すべき単関節炎（あるいはその付近の炎症）の鑑別

診断名		疑うべき状況	診断確定の方法
関節内	化膿性関節炎	免疫抑制状態（糖尿病・ステロイド治療など），関節注射歴，荷重のかかる大関節に多い	関節液検鏡，グラム染色所見，培養
	外傷性関節炎	外傷歴	関節液に骨髄成分，画像診断
	結晶性関節炎（痛風）	痛風の既往，生活習慣（飲酒・肥満）	関節液の検鏡所見（偏光顕微鏡でなくとも可能）
	結晶性関節炎〔偽痛風（crowned dens sydromeにも注意）〕	比較的高齢者，手術や心筋梗塞などでの入院が誘発因子	関節液の検鏡所見（偏光顕微鏡でなくとも可能），軟骨の石灰化
	全身疾患に関連した関節炎（血清反応陰性脊椎関節症，成人発症Still病，Behçet病，各種血管炎，悪性腫瘍関連の関節炎など）	原疾患として疑わしい疾患の他の症状・所見との関連〔通常は多関節炎に分類されるが，単関節でも起こりうる〕	上記疾患の除外および原疾患の診断確定
関節外	付着部炎（血清反応陰性脊椎関節症など）	腱付着部の腫脹・発赤・熱感・圧痛，原疾患として疑わしい疾患の他の症状・所見との関連	原疾患の診断確定
	蜂窩織炎	比較的広い範囲にわたる局所の腫脹・発赤・熱感・圧痛	他疾患の除外および局所所見
	骨髄炎	免疫抑制状態，外傷歴，局所の熱感（ときに腫脹・発赤・圧痛）	骨MR，生検
	深部静脈血栓症	臥床・肥満・麻痺などの危険因子	血管エコー

熱尾　好酸球が多ければ感染症のなかでも重篤な細菌性感染は除外できるが，逆に結核や寄生虫などの非典型的なものの可能性が出てくるし，感染症以外では薬剤熱や膠原病類縁疾患に加えて，状況によっては副腎不全も鑑別にあがってくる．他にも例をあげると，例えば分画のなかで**好中球が非常に増えているけれど，細菌性感染症があまり考えられないような状況では，成人発症Still病**の可能性も示唆されてくるんだ．

不明　そうすると，この場合チンチンチンは…．

熱尾　そうだね．成人発症Still病は基本的に他疾患の除外診断が診断のポイントとなるので，この時点では何とも言えないけれど，もし仮に**フェリチンがかなり上昇していれば**，疑う確率はより高くはなるね．また，検尿が異常なしということだけれど，このデータからは尿沈渣が検査されているかどうかわからない．もし**血管炎のような膠原病類縁疾患があれ**ば，腎臓への影響が診断の決め手になることも多いので，糸球体病変の存在の指標となる変形赤血球や赤血球円柱の有無を，尿沈渣の検鏡にて評価しておきたいね．

> **原則その7**　チンチンチンと勝利の鐘の音（フェリチン，赤沈，尿沈査）

実践編

この時点での鑑別診断と方針

熱尾　さて，限られた情報ではあるがこの時点での鑑別診断として何を考える？

不明　え〜っと，キーワードは「発熱」と「腰痛」と考えると，感染症であれば椎体炎や椎間板炎，何かの癌であれば腰椎への転移の可能性もあるのかな．

熱尾　そうだね．君ならこの患者さん，どうする？

不明　このケースなら入院させて，抗菌薬は中止して熱型を見ながら血液培養を採りますね．も，もちろん最初からロキソニン®なんて使いませんって…．

熱尾　わかってきたじゃないか．根拠なく使われている抗菌薬は，効果を評価すべき対象臓器や所見が明確ではないうえに，経過を複雑にさせる可能性が高いので，**すべて中止**したうえで，改めて**血液培養を複数回採取**する．さらに解熱薬としての**NSAIDsの使用**は，疾患によっては対症療

Case1　疑わなければわからない！意外な落とし穴

法の意味合いを超えて治療そのものになってしまい，病勢を抑えることによりかえって診断を遅らせてしまう可能性があるので，最初からは使用しないのが原則だったね．

> **原則その3** 前医からの抗菌薬はすべて中止せよ
> **原則その4** 血培を2セットから3セット以上採取せよ
> **原則その5** まずはひとまず熱型観察
> **原則その6** 解熱薬としてのNSAIDsは可能な限り使用するな

熱尾 では，次の一手としてはどうする？

不明 う〜ん．検査といっても，もうすでに胃カメラ，腹部超音波に胸腹部CTまでされてしまっているからなあ…．

熱尾 原則を思い出してごらん？

不明 そうか，CTをとるなら造影ですね？

熱尾 そうだね．深部の膿瘍，リンパ節，大血管の壁の評価など，不明熱の症例において評価すべきものを確実に評価するためには，やはり原則的には造影CTを撮影することが必要となるね．

> **原則その9** 膿瘍除外の造影CT

熱尾 その他にもこの場合は腰の問題があるので，腰椎のMRは評価したいところだけれども，それでもはっきりしなければどうする？

不明 え〜っと．困ったな…．でもそうか！これは困ったときのあれですね．

熱尾 そうだね．局所的な症状や所見から診断に結びつくような手がかりが得られず，それでも発熱が続いているというときには，ガリウムシンチグラフィが有効な武器になりうる．しかしながら，この場合もただ漠然と検査をするのではなく，例えば大血管の血管炎や深部の膿瘍，あるいはサルコイドーシスのような肉芽腫性病変が存在する可能性などを考え，疾患をある程度ねらったうえで，隠れたものを捕まえにいくという姿勢が大切なんだ．

原則その10 困ったときのガリウムシンチ（PETスキャン）

入院後経過

熱尾　さてここからなんだが，入院後に担当となった研修医がこんなことを言ってきたんだよ．『先生，直腸診をしたら，何か肛門のところにできものがあって，触るとすごく痛がられるんです．それでよく聞いてみると，それは別の肛門専門の医者にかかって処置をする予定であったのが，こちらの病院に入院するということでしばらく放置してあったとのことです』ってね．

不明　えっ，でもどうして患者さんは最初に言わなかったのでしょうね．

熱尾　問題はそこさ．君はどうしてだと思う？

不明　……．

熱尾　患者さんがある事実を話さなかったということは，それなりの理由があると思うんだ．そのような理由として一般的に思いつくことを表4にまとめてみたのだが，この患者さんの場合は，⑤以外の可能性はすべてあったかもしれないね．このようなときには，**患者さんの言葉は患者さん自身にとって意味のあるもの，つまりおそらく患者さんにとっての真実ではあるけれども，必ずしもこちらが求める客観的な事実ではない**，とい

原因検索の手がかり

表4 患者がときに，ある事実を話さない場合に考えられる理由

① 話すと自分に何らかの不利益が及ぶかもしれないと考えている （例として，退院させられる，余分な検査が入るなど）
② 恥ずかしいことで話せないと感じている （話すべきかもしれないが，話しにくいと思っている）
③ 話すことが申し訳ないと感じている （余分なことで時間を取るべきではないと思っている）
④ 話す必要がないと考えている（今回の医学的な問題点とは関係ないと思っている）
⑤ その事実自身を完全に忘れてしまっている

うことを認識しておく必要があるね．そのことを理解したうえで，**できるだけ病気の姿かたちが生々しく浮かび上がってくるような『匂い立つような病歴』が，患者さんの口を通して聴取できる医療面接を行うことが重要**なんだよ．

不明　う〜ん，深いですね．それで結局どうなったのですか？

熱尾　診察をすると，確かに肛門の4時の方向に圧痛を伴うやや緊満した腫脹があって，発赤と熱感もあったんだ．入院2日目にそれが自壊して多量の排膿があり，抗菌薬も念のために数日間使用したんだが，結局この自然に起こったドレナージ効果のおかげですぐに解熱してしまったんだ．それで患者が受診する予定であった肛門専門病院に紹介をして，その後の処置をお願いして退院となったんだよ．

不明　それなら特に追加の検査もしなかったんですね？

熱尾　いや，それが，入院前に外来ですでに予約が入ってしまった検査があって，結局そのまま施行されたのだが，それが次の結果さ（図1，2）．

診断

▶ 肛門周囲膿瘍

熱尾　名付けてみれば，『不明熱で受診し，ガリウムシンチと造影CTまで施行して診断された肛門周囲膿瘍の一例』という，なんとも気恥ずかしい結末になってしまったんだ．

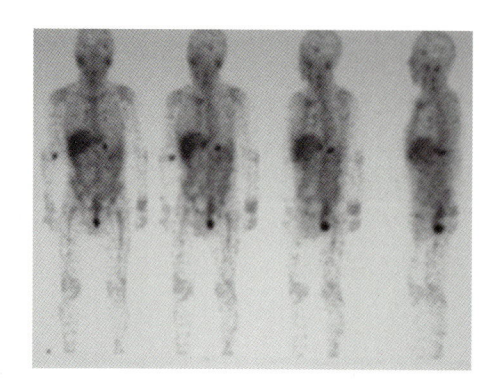

図1　ガリウムシンチグラフィ画像
肛門周囲に高度の集積あり

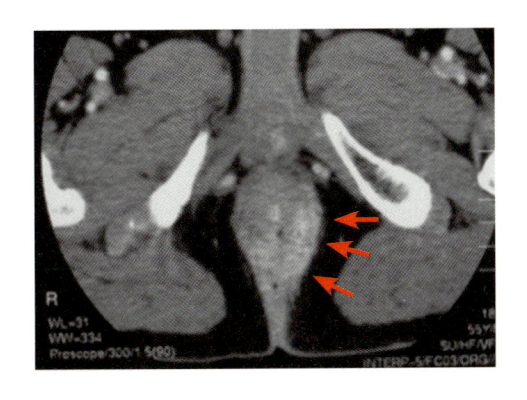

図2 造影CT画像
肛門周囲に造影剤の濃染部位あり（→）

不明　あちゃ〜．でも肛門周囲膿瘍って！そんなもの不明熱の原因になるんですか？

熱尾　それがなるんだよ．他の膿瘍と同じように，これも**疑わなければ見逃される可能性がある．患者さんも恥ずかしがって症状を言わないことも多いので，こちらから聞き出さないといけないし，肛門部を外からぱっと見ただけではわからない場合もあるので，不明熱の場合には直腸診は原則的に必ず行うもの**と考えておいた方がいいね．

不明　直腸診はあまり自信がないな〜．

熱尾　**診察手技は自信がないからといって，行わなければますます垣根は高くなる**ものなんだ．今はよいシミュレーションの器具もあるので，正しいフィードバックを受けてしっかり練習しないといけないね．表5（次ページ）に肛門周囲膿瘍についてまとめてみたので見ておくように[5)〜7)]．

その後の話

熱尾　この話は実は後日談があるんだ．当院を退院した後，他院でCrohn病が診断されて治療されることになったことを，かなり後から聞かされたんだよ．

不明　ク，Crohn病ですか？ そうすると…．

熱尾　そうなんだ．後から考えるとこの肛門周囲膿瘍はCrohn病と関連していた可能性が高いんだ[6)7)]．みぞおちの痛みも実は腸管の症状であったのかもしれないし，腰痛と手首の痛みに関しても，そのときは仕事上の負荷の増大による筋骨格系の問題と考えてしまっていたのだが，これも

診断へのアプローチ

表5　肛門周囲膿瘍の臨床上のポイント

疫学	男性は女性の2倍の頻度あり
原因	約9割は肛門腺の比較的単純な感染
診断	● 本人も症状を言わない場合があり，疑わなければ見逃される ● Crohn病，STD（HIV），悪性腫瘍，結核，肛門周囲の外傷（異物，肛門性交）に注意 ● 消化器症状がなくてもCrohn病を慎重に除外 　（腸管症状より先に発症する場合あり）
治療	● 切開ドレナージが重要 　（抗菌薬の有用性は限られた症例のみで明らか） ● 膿瘍が進行すると瘻孔が形成されて，治療は複雑になり，一般に難治化する
診察	忙しい外来でも，直腸診を

Crohn病による脊椎関節症であった可能性があるね[3) 4) 6)]．さすがに熱については，肛門周囲膿瘍が自壊した後にすぐに解熱したので，発熱の直接の原因は感染症であったと考えているのだが，**基礎疾患として何か隠れていなかったのか，もう少し腰を据えてかかるべき**症例であったと思うんだ．

不明　なるほど，やっぱり不明熱は深いなあ…．

不明熱の原因となる感染症

熱尾　最後に不明熱の原因となる代表的な感染症について，**表6**にまとめておこう[8)〜12)]．**一般的に深い部分や隠れた部分の細菌感染（膿瘍系，心血管系）と，経過が少し遷延した何らかのウイルス感染が多い**んだが，入院中の患者であれば，術後やカテーテル挿入などの侵襲的行為に関連した感染症と抗菌薬関連腸炎での発熱が多くなるね．

診断へのアプローチ

表6　不明熱の原因となる代表的な感染症　　重要

疾患名	疑う徴候など	診断確定のためには
副鼻腔炎	前屈姿勢で増強する前頭重感，後鼻漏，副鼻腔の叩打痛・圧痛（蝶形骨洞・篩骨洞では無効）	副鼻腔CT（単純X線では診断は難しい）
歯髄膿瘍	口臭，顔面腫脹，顔面痛，顎下・頤下リンパ節腫脹	パノラマ撮影
感染性心内膜炎	心雑音，神経症状，関節痛，Osler結節，Janeway病変，Roth斑，爪下出血，眼瞼結膜出血斑	心エコー（経胸，経食道）血液培養
骨髄炎	褥創，骨の圧痛，局所の腫脹・熱感	骨MR，生検
髄膜炎（真菌，結核）	意識状態変化，脳神経の異常	髄液塗沫・培養・PCR
腸腰筋膿瘍	腰痛，psoas徴候	造影CT
前立腺炎（慢性）	高齢男性，直腸診にて前立腺に圧痛	前立腺触診後の尿中白血球
肛門周囲膿瘍	Crohn病の既往，痔の存在	直腸診，造影CT
肺外結核（リンパ節，粟粒結核）	体重減少，夜間発汗，結核感染者への接触歴，リンパ節腫脹	Tスポット®.TB，生検
各種ウイルス感染症の遷延	上気道・消化器症状，リンパ節腫脹，関節痛，肝機能障害	各種抗体，アセトアミノフェン投与で経過から判断
リケッチア感染（ツツガムシ病・日本紅斑熱）	野山への外出歴，地域性，虫刺創，皮疹，リンパ節腫脹	各種抗体，PCR
術後膿瘍	入院中，各種手術後	造影CT，生検，培養
カテーテル感染	入院中，CV挿入中	血液培養，カテーテル先端培養
抗菌薬関連腸炎	抗菌薬での治療歴，下痢・軟便（目立たない場合もある）	便培養，CDトキシン検査

実践編

Case1　疑わなければわからない！意外な落とし穴

最後に

不明 今回の症例で，病歴と身体診察の重要性をあらためて感じました．

熱尾 そうだね．この患者さんは外来担当医がもう少し時間を取って詳しく話を聞いて，直聴診までしていれば，余分な検査や入院をする必要もなかったと思うんだ．忙しい外来でもやるべきことをきちんとやることが大切なんだね．実は，本当に恥ずかしいことなんだが，この外来担当医は，10数年前の私なんだよ．

不明 え！先生でも，こんなことがあるんですか！

熱尾 もちろん自分も人にあまり話したくないような苦い経験がいくつもある．でも，医師として決して同じ間違いをしないようにしっかりと振り返り，少しでも自分の力が向上するように常に努力し続けること，それが最も大切なことだと思うんだ．まあ，一生勉強だね．

不明 う〜ん，今日は最後まで深い…．僕も，頑張ります！

文 献

1) Cohen SP, et al：Management of low back pain. BMJ, 337：2718-2729, 2008
   ↑ 腰痛に関してポイントを押さえ簡潔にまとまった優れたレビュー．慢性化に関係する因子として職業要因とともに心因性の要因が重要と指摘．

2) Kinkade S：Evaluation and treatment of acute low back pain. Am Fam Physician, 75 (8)：1181-1188, 2007
   ↑ red flag sign，薬剤や安静の治療効果のエビデンス，重症度と職場復帰への見込み期間などが簡潔な表にまとまり，役立つ情報が一見して把握しやすい．

3) Siva C, et al：Diagnosing acute monoarthritis in adults: a practical approach for the family physician. Am Fam Physician, 68 (1)：83-90, 2003
   ↑ 単関節炎に関する優れたレビュー．関節穿刺液による鑑別診断の話にとどまらず，病歴と身体所見のポイントから診断のピットホールまで簡潔によくまとめてある．

4) Slobodin G, et al：Varied presentations of enthesopathy. Semin Arthritis Rheum, 37：119-126, 2007
   ↑ 付着部炎に関するレビュー．血清陰性脊椎関節症，RA関連，結晶性，代謝性，薬剤性など付着部炎を起こす基礎疾患と病態は多岐にわたる．ジェネラルマインドをもちながらも，付着部炎好きな少々マニアな方ぜひご一読を．

5) Whiteford MH：Perianal abscess/fistula disease. Clin Colon and Rectal Surg, 20：102-109, 2007

6) Jones J：Evaluation of perianal fistulas in patients with Crohn's disease. MedGenMed, 7 (2)：16, 2005
   ↑ Crohn病の患者に対しては，常に肛門・直腸病変の存在を病歴と身体診察から早期に疑い，画像診断にて正確な評価をすることが重要であり，その評価が治療方針に大きく影響するとのこと．

7) Ruffolo C, et al：Perianal Crohn's disease: is there something new? World J Gastroenterol, 17 (15)：1939-1946, 2011
   ↑ Crohn病の肛門・直腸病変は部位や性状によっては難治性で患者のQOLを大きく左右する．術式の工夫，生物学的製材の使用も含め，集学的治療の重要性が示されている．

8) Cunha BA：Fever of unknown origin: focused diagnostic approach based on clinical clues from the history, physical examination, and laboratory tests. Infect Dis Clin North Am, 21 (4)：1137-1187, 2007
   ↑ この文献は前にも紹介したが，不明熱診療において各徴候別に考えられる疾患を示した表に工夫がなされている．分量が多いのが玉に瑕．表を見て調べるのが好きな人向けかも．

9) Kazanjian PH：Fever of unknown origin: review of 86 patients treated in community hospitals. Clinical Infectious Diseases, 15 (6)：968-973, 1992
   ↑ 1984年から1990年までの3つの市中病院での調査で6,250人の発熱患者のコンサルテーションのうち不明熱の定義に当てはまる86例を前向きに解析．CTガイド下生検が感染症診断に大きく寄与したとの結果．

10) Efstathiou SP, et al：Fever of unknown origin: discrimination between infectious and non-infectious causes. Eur J Intern Med, 21 (2)：137-143, 2010
    ↑ 感染症と非感染症の鑑別に役立つ指標を探った意欲的な前向き研究．1992年から2000年にかけて紹介となった不明熱の定義を満たした112例の患者に対し，感染症群と非感染症群で検査結果などを比較解析．感染症群ではCRP60 mg/L以上，好酸球40/mm^{3}以下，フェリチン500 μg/L以下の値を示す傾向があるという有意な結果を導き出し，2001年から2007年にかけて新たな不明熱患者100例に対してその結果が当てはまるかどうか妥当性を検証．上記の3つの指標のうち2つ以上を満たせば，感度91.4％，特異度92.3％で古典的不明熱の患者は感染症であると言えると結論づけている．

11) Iikuni Y, et al：Current fever of unknown origin 1982-1992. Intern Med, 33 (2)：67-73, 1994
    ↑ 1982年から1992年まで北里大学病院に入院した5,245人の患者のうち入院時に不明熱の定義を満たした153人の患者のカルテレビューによる後ろ向き研究．感染症は44例（28.8％）で，内訳は結核11例（7.2％），ウイルス感染10例（6.5％），感染性心内膜炎5例（3.3％）と続き，膠原病類縁疾患は45例（29.4％）で，上位2疾患群は血管炎症候群17例（11.1％）（大動脈炎症候群9例，PMR5例など），成人発症Still病13例（8.5％）と続き，悪性腫瘍は22例（14.4％）でそのうち悪性リンパ腫が12例（7.8％）で最多となっている．

12) Sipahi OR, et al：Pooled analysis of 857 published adult fever of unknown origin cases in Turkey between 1990-2006. Med Sci Monit, 13 (7)：318-322, 2007
    ↑ 1990年から2006年までのトルコ国内の不明熱文献を5つのデータベースを用いて解析した857例のシステマテックレビュー．感染症は403例（47.0％）で，内訳は結核147例（17.2％），ブルセラ症51例（6.0％），感染性心内膜炎39例（4.6％），腹腔内膿瘍28例（3.3％）と続く．膠原病類縁疾患は137例（15.9％），悪性腫瘍は126例（14.7％）で最も多い疾患はそれぞれ成人発症Still病49例（5.7％），悪性リンパ腫64例（7.5％）（Hodgkin，非Hodgkinともに32例ずつ）である．9) ～12) の文献内の不明熱症例の最終診断分類を比較すると地域性の違いが興味深い．

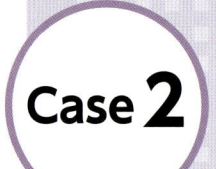

実践編　ケーススタディで身につける"13カ条の原則"による診断の進め方

Case 2 「抗菌薬が著効した」に要注意！

半年前から抗菌薬で解熱する発熱をくり返す50歳の女性

研修医（名前：不明嫌男）
熱尾先生，こんにちは．この前のケースは本当に勉強になりました．不明熱は深いってことがよくわかりました．今回も楽しみです．どんな患者さんですか？

指導医（名前：熱尾直志）
うん，今回もなかなかの症例だよ．その前に，わかっているだろうね？

不明　も，もちろん，チンチンチンです．

熱尾　……．それ以外も覚えているんだろうね？ 念のため，例の13カ条の原則（p20）を確認してからはじめようか．今回の症例も以前に経験した症例[1]なんだが，非常に勉強になるので，一緒に考えてみよう．他病院から下記の紹介状とともにこの患者さんは来院されたんだ．

Case　50歳，女性

紹介状　（ほぼ原文通りだが一部改変）

50歳女性，#不明熱
平成〇年12月13日〜翌年1月9日，発熱にて当科入院し，カルベニン®の点滴にて軽快するも原因不明（WBC 14,300/μL→4,500/μL，CRP 28.9 mg/dL→3.0 mg/dL）．3月31日から再度発熱，寒気，脱力感あり当科再入院．この2回目の入院ではカルベニン®は効かずパズクロス®が著効し，5月26日に退院（WBC 5,500/μL→4,200/μL，CRP 11.2 mg/dL→4.8 mg/dL）．クラビット®内服にて外来通院予定だが，全身倦怠感強く，37℃台の発熱が継続．発熱原因の精査加療につき，どうぞよろしくお願いいたします．

画像検査結果など
- 胃カメラ，大腸カメラ：異常なし
- 血培：3セット陰性（抗菌薬のない時期に採取）
- 骨髄穿刺：異常なし，染色体異常なし
- 頭部CT，胸腹部造影CT：軽度脾腫のみで他異常なし
- PET：局所的集積なし
- MRCP：異常なし
- 各種自己抗体，PR3-ANCA，MPO-ANCA：陰性

熱尾 この情報からまずどんなことを考える？

不明 そうですねえ．抗菌薬への反応が良好というところから，何らかの細菌感染症を考えたいのですが，でも，どうして再燃したのかな？ 造影CTやPETでも異常なく，深部膿瘍や骨髄炎も考えにくいし…．こりゃ，いったいどうしたらいいんでしょうか？

熱尾 これだけをみると途方に暮れるが，前回しっかり学んだことがあっただろう？

不明 そうか！まずはあれですね，『原則その1』

原則その1　詳細な病歴をとり直せ

現病歴1（1回目の入院前後まで）

50歳女性．
約6カ月半前に38℃の発熱あり．近医でかぜと言われるが，解熱せず，1週間後に全身の筋肉痛あり，A病院へ入院．原因不明ではあったがカルベニン®を点滴され，1カ月で徐々に解熱し退院となる．体重は入院中に66 kgから55 kgに減少．その後自宅にて36℃台の熱であったが全身の倦怠感は強く，左上肢に赤みをおびた強い痛みを伴う皮疹が出現．咳，痰，腹痛，下痢，頻尿，残尿感などなし．

熱尾 これが本人から聴いた1回目の入院に関する病歴だよ．

不明 なるほど，確かにカルベニン®に反応したようですが，体重がかなり減っていますね．それと退院後に出てきた痛みを伴う皮疹というのが気

になりますね．

熱尾 そうだね，不明熱の原因となる疾患で皮疹が出ることは非常に多いのだけれど，簡単にここでまとめておこうか？ 表1 に不明熱で皮疹があるときに考えるべき疾患を記してみた[2)3)]．

診断へのアプローチ
表1 不明熱で皮疹があるときに考えるべき疾患 重要

	診断名	臨床上のポイント
感染症	感染性心内膜炎	Osler結節やJaneway病変以外にも他部位の点状出血やリウマチ性環状紅斑などあり
	TSS（toxic shock syndrome）	1～2週間で落屑となるびまん性紅斑．粘膜病変に注意．低血圧，下痢，意識障害
	非特異的ウイルス感染（エンテロウイルス科など）	一般に若年者で，高熱時には入院適応になる場合があるが自然に解熱する．リンパ節腫脹，関節痛など伴い，皮疹は非特異的
	EBウイルス感染	紅斑性丘疹が体幹に広がる．口蓋に点状紫斑あり．アンピシリン疹に注意
	麻疹	成人の場合は意外と盲点
	結核	真性皮膚結核と結核菌が証明されない結核疹とがある
	梅毒	手足の裏から全身に広がる紅斑（第2期のバラ疹）
	HIV感染症	感染初期の急性期に発熱とともに一過性に出現する紅斑を伴う膨疹
	伝染性紅斑（パルボウイルスB19感染）	成人の場合は関節痛，手足の浮腫などあり，皮疹も頬部より四肢近位部の紅斑が多い．患児との接触歴が重要
	ツツガムシ病・日本紅斑熱	境界不明瞭で色調も不均一な全身性のバラ疹．紅斑から紫斑化あり．罹患時期と地域性が重要．痂皮のある刺し口は腋窩や陰部まで探すべき
	ライム病	北海道，長野の山間部での罹患，遊走性紅斑

（次ページへ続く）

(表1 続き)

	診断名	臨床上のポイント
感染症	腸チフス・パラチフス	海外渡航歴，バラ疹，消化管症状を示さない例も多い
	デング熱	海外渡航歴，二相性の2度目の発熱時に全身に広がる猩紅熱様の発疹
膠原病	各種血管炎	palpable purpura（触知する紫斑），（出血性）紅斑，網状皮疹など多彩，生検が有用
	成人発症Still病	発熱とともに出現するサーモンピンク疹といわれる典型疹とさまざまな形をとりうる非典型疹あり
	SLE	蝶形紅斑や円板状紅斑以外にも爪周囲紅斑，指尖紅斑，手掌紅斑など多彩，日光過敏性の病歴に注意
	皮膚筋炎	ヘリオトロープ疹，前頸部紅斑（V徴候），Gottron徴候
	Behçet病	結節性紅斑，ざ瘡様皮疹，口内炎，外陰部潰瘍
悪性腫瘍	血管内リンパ腫	紅斑，紫斑，血管拡張など多彩．生検が有用
	MDS，白血病など	顔面・関節部に圧痛を伴う辺縁隆起性紅斑（Sweet病）
	NK/T細胞リンパ腫	紅斑，結節様皮疹（中心部の潰瘍形成あり）
	各種内臓悪性腫瘍	腫瘍随伴性皮膚症（腫瘍性紅皮症，壊死性遊走性紅斑など）
その他	サルコイドーシス	多彩な皮疹あり．特に顔面や肘膝関節伸側に注意
	炎症性腸疾患	壊疽性膿皮症，結節性紅斑
	薬剤熱	投与中のすべての薬剤で疑うべき，Stevens-Jhonson症候群，TEN，DIHS（抗けいれん薬，アロプリノール，ミノサイクリンなどが惹起するHHV-6の再活性化）に注意

SLE：systemic lupus erythematosus（全身性エリテマトーデス）
MDS：myelodysplastic syndromes（骨髄異形成症候群）
TEN：toxic epidermal necrolysis（中毒性表皮壊死症）
DIHS：drug-induced hypersensitivity syndrome（薬剤性過敏症症候群）

不明 なるほど．皮疹といっても，本当にいろいろな可能性があるんですね．それで，その後の経過はどうなったんですか？

> **現病歴2（2回目の入院以降現在まで）**
>
> 3カ月前に再び同様の発熱あり，A病院に再入院となり，カルベニン®を3週間点滴されたが解熱せず，パズクロス®に変更後解熱し約1カ月投与された後退院となる．体重はこの入院中に再び61 kgから56 kgまで減少．その後ロキソニン®とクラビット®を飲みながら外来通院しているが，37℃台の発熱が続き，両手関節および左肩の痛みと下肢の筋肉痛あり，全身倦怠感強く，原因精査のため当科紹介入院となる．
> 生活歴：主婦で趣味は山登り．既往歴：鉄欠乏性貧血

不明 今回はパズクロス®で解熱していますね．でもどうしてカルベニン®ではダメだったんですかね．最初はβラクタム系で効いていたのに途中から効かなくなるとは…．何らかの耐性が出現？ 後は，左肩の痛みと下肢の筋肉痛も少し気になるなあ．どうも釈然としない点もあるので，これは前医の診療録を取り寄せてでも，熱型などの具体的な情報を集めたいですね．『原則その1　詳細な病歴をとり直せ』は，過去の医療情報に関しても，可能な限り正確に裏をとるということを含むんでしたよね？

熱尾 素晴らしい！ 少しは成長してきたね．

不明 はじめて褒められました．ちょっといい気分です．よし，やる気が湧いてきた！

熱型表

熱尾 実際，このときは前医に依頼して，診療録の全データを送ってもらったんだ．これが1回目と2回目の入院時の抗菌薬使用時の熱型表だよ（図1, 2）．

熱型表 1回目と2回目の入院時の抗菌薬使用時の熱型表

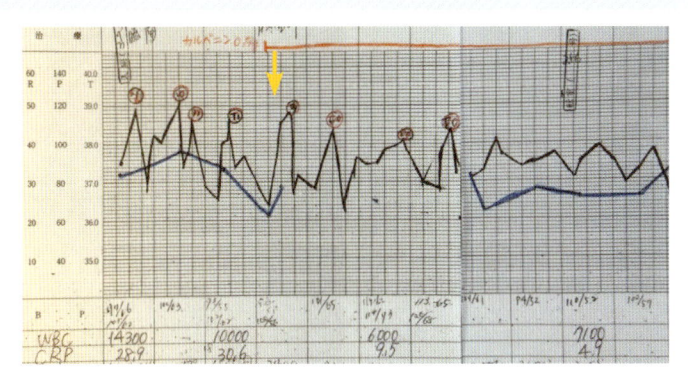

図1　1回目の入院での熱型表
　→はカルベニン®開始時期.

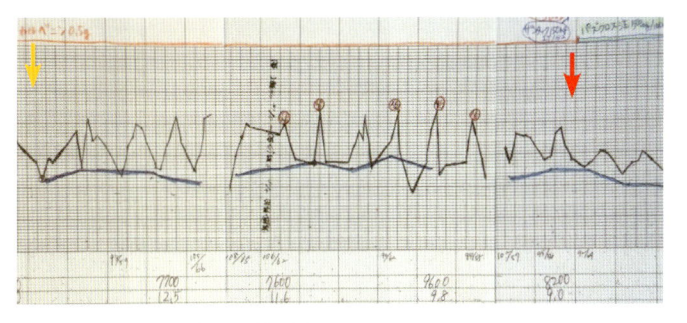

図2　2回目の入院での熱型表
　→はカルベニン®開始時期，→はパズクロス®開始時期

不明　確かに抗菌薬に反応して解熱しているように見えますね．

熱尾　そうだね，ただこのような長い経過で多彩な症状が出ている場合は，解熱の前後だけでなく**全経過を一度に把握できるような経過表をつくった方がよくわかる**．これは**つくるまでには少し手間がかかるけれど**，症状や所見の変化や，その間の医療介入の経過を正確に把握しなければつくれないので，これができれば実はその時点で**診断プロセスの6，7割はもう済んだようなもん**なんだ．次の図は当時学生実習で担当だった6年生の医学生が，2回の入院を含む半年の経過表を実際につくってくれた力作だ（**図3**）．どうだい，ここから何か見えてくるかい？

Case2 「抗菌薬が著効した」に要注意！　69

経過表　2回目の入院を含む半年の経過表

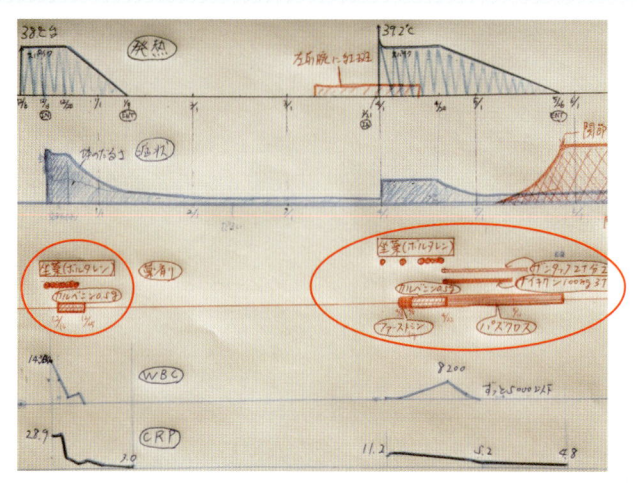

図3　2回の入院を含む半年の経過表
　　　〇内は投与薬剤

不明　なるほど，確かに経過がわかりやすいですね．でも1回目と2回目も最初からボルタレン®の坐薬が結構使われていますね．さらに2回目はパズクロス®とほぼ同時にナイキサン®も継続して使用されているじゃないですか？　先生，これって？

熱尾　よく気がついたね．これではボルタレン®やナイキサン®による抗炎症作用の影響は否定できず，抗菌薬の使用で解熱したとは決して言い切れない．むしろNSAIDsの効果と考えた方が経過を一貫して説明しやすいね．

不明　そうか！　あの原則のなかにある戒めはこういうことだったんですね．

原則その6　解熱薬としてのNSAIDsは可能な限り使用するな

不明　そうなると，これは感染症とは考えられないですね．

熱尾　まてまて，あわてちゃいけない．この時点では，まだ通常のβラクタム系抗菌薬への反応が疑問視されているだけで，βラクタム系抗菌薬が無効な非典型的な感染症の可能性はまだ残っている．熱型表を見ると比

較的徐脈があるようにも見えるし，この患者さんは山登りが趣味だということもあり，皮疹もあるので，リケッチア感染などの非典型的感染症の可能性はまだ完全には否定はできないよ．

身体所見

血圧 117/70 mmHg，脈拍 56/分，体温 37.3℃．全身状態悪くない印象．眼瞼結膜貧血なし．眼球結膜黄染なし．頸部リンパ節腫脹なし．頸動脈に雑音なし．心音正．4LSBに最強点をもつⅡ/Ⅵの収縮期駆出性雑音あり．呼吸音清．副雑音なし．腹部平坦軟で圧痛なし．肝を悸肋下に4 cm触知．左腎動脈領域にわずかに血管雑音あり．下腿浮腫なし．右下腿前面に有痛性紅斑・紫斑が1つずつあり（図4）．右腓腹筋に圧痛あり．右足関節に腫脹・熱感あり

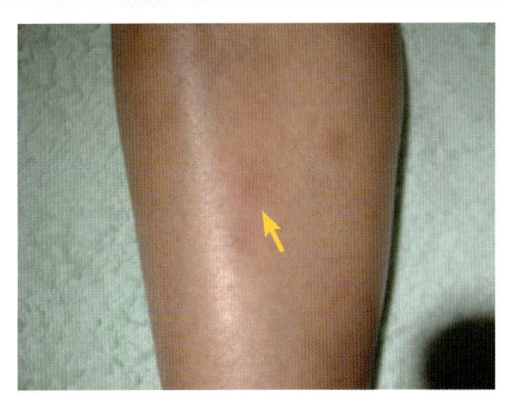

図4 　右下腿の有痛性紅斑（→）

熱尾　この身体所見からはどう考える？

不明　収縮期雑音があるとのことで，感染性心内膜炎はやっぱりもう1度否定しておきたいなあ．腎動脈付近の雑音も気になりますし，この皮疹は結節性紅斑じゃないですかねえ？　右足関節の腫脹や熱感もあるとのことで単関節炎といっていいんでしょうか．これも確か前回勉強したなあ．

熱尾　そうだね．気になる点がいくつかあるよね．血管雑音は血管炎のような動脈の変化があるのかもしれないし，関節はこの時点では単関節炎だけど，病歴からすると多関節炎と考えた方がよいかもしれない．紅斑は君の言うとおり，結節性紅斑に見えるね．**結節性紅斑は主として下大腿前面に出現する有痛性紅斑で，機序としては，遅延型の細胞性免疫反応**

が主体と言われているんだ．表2に結節性紅斑をきたす疾患についてまとめておいたので見ておいてほしい[4)～6)]．

診断へのアプローチ

表2 結節性紅斑をきたす疾患

	診断名
感染症	溶連菌感染，らい病，マイコプラズマ感染，クラミジア肺炎，結核，レプトスピラ，細菌性腸炎，梅毒，HIV感染症，猫ひっかき病，サイトメガロウイルス，EBウイルス，真菌感染など
膠原病	Behçet病，SLE，各種血管炎，Sweet病，クリオグロブリン血症
悪性腫瘍	Hodgkinリンパ腫，白血病
その他	特発性，サルコイドーシス，炎症性腸疾患，薬剤性（サルファ薬，フェニトイン，ミノサイクリン，サリチル酸，経口避妊薬など），妊娠

検査所見

WBC	$7.0 \times 10^3 / \mu L$	GOT	17 IU/L
	(Seg 67.1%, Lym 27.8%, Eos 1.4%)	GPT	9 IU/L
Hb	8.6 g/dL	LDH	169 IU/L
	(MCV 75.5 fL, MCH 23.1 pg)		
Plt	$289 \times 10^3 / \mu L$	ALP	253 IU/L
TP	7.0 g/dL	γ-GTP	35 IU/L
Alb	3.4 g/dL	CRP	5.4 mg/dL
GLU	138 mg/dL	赤沈	73 mm/時
UN	18 mg/dL		
Cre	0.6 mg/dL	Fe	36 μg/dL
UA	5.6 mg/dL	フェリチン	16 ng/mL
Na	138 mEq/L	TIBC	371 μg/dL
K	4.1 mEq/L	（総鉄結合能）	
Cl	101 mEq/L	検尿 沈渣も含め異常なし	

熱尾 さあ，検査所見はどうみる？

不明 この患者さんは結構な小球性貧血ですね．鉄欠乏以外に慢性的な炎症でも小球性貧血になると聞いたことがありますが，これはどうやって区別したらよいんですか？ もちろん合併もあり得ますよね？

原因検索の手がかり

表3 小球性低色素性貧血の鉄代謝マーカーによる鑑別

	血清鉄	TIBC	鉄飽和度	血清フェリチン
鉄欠乏性貧血	↓	↑	↓↓	↓
慢性炎症による二次性貧血	↓	↓〜→	↓〜→	↑

熱尾　確かに不明熱の症例では慢性炎症による二次性の貧血になっている例が多い．その原因としては，鉄の利用障害，サイトカインによる骨髄造血の抑制，エリスロポエチンの反応の低下などが言われているんだが，やっかいなのは，しばしば正球性のみならず小球性貧血もとりうることなんだ[7]．この患者さんはかなりの小球性貧血だよね．

　詳しく見ていくと，鉄が36μg/dLでやや低下しており，フェリチンは16 ng/mLで著明な低下とは言えないが，炎症がある割には上昇もしていないね．TIBC（総鉄結合能）は371μg/dLと正常で，鉄飽和度を計算すると36÷371×100で9.7％とかなり低い．**このパターンは鉄欠乏性貧血に二次性貧血が合併した場合に多く，ほかに原因がなければ悪性腫瘍による消化管出血などを必ず除外しないといけない**ね．でもこの患者さんはすでに前医で検索済みでもあるし，以前から鉄欠乏性貧血を指摘されていたようなので，あえてこちらでは再度の内視鏡まではしなかったんだ．

　表3に簡単な鑑別のしかたをまとめておいたよ．この2つが合併する場合は，どちらの要素が強いかによって変わってくるけど，2つのパターンの中間的な感じになることも多いね[7,8]．

この時点での鑑別診断と方針

熱尾　さて，この時点での鑑別診断として何を考え，君ならどうする？

不明　え〜っと，キーワードは「発熱」と「皮疹」と「筋肉痛」ですかね．なんとなく膠原病のにおいがしてきましたけれど，まだ感染症は完全に否定できていませんから，抗菌薬を中止して熱型をみながら，血液培養をこちらでも3セット採ります．もちろんNSAIDsは使用せずに解熱薬としてはアセトアミノフェンを使用します．

原則その3	前医からの抗菌薬はすべて中止せよ
原則その4	血培を2セットから3セット以上採取せよ
原則その5	まずはひとまず熱型観察
原則その6	解熱薬としてのNSAIDsは可能な限り使用するな

熱尾 OK！ では，次の一手としては？

不明 う〜ん．画像検査といっても，前医で造影胸腹部CTやPETまでされてしまっているからなあ…．そうか！ 実際に皮膚の所見があるから，ここでは例の原則ですね？

| 原則その11 | これと思えば逃さず生検 |

入院後経過

熱尾 素晴らしい！ 君が考えたように，私達も第2病日に下腿の有痛性紅斑の生検を施行したんだ．図5がその結果だよ．

| 生検結果 | 第2病日に有痛性紅斑の生検を施行した |

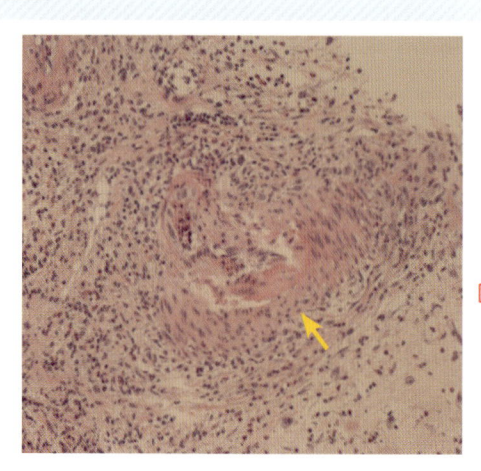

図5 **有痛性紅斑の病理組織像**
高度の好中球浸潤を背景に細動脈壁のフィブリノイド壊死，内皮の破壊像あり（→）

74　●●● Dr.鈴木の13カ条の原則で不明熱に絶対強くなる

熱尾　通常，典型的な結節性紅斑の病理組織像は脂肪隔壁に炎症細胞浸潤を認めるいわゆるseptal panniculitis（隔壁性脂肪織炎）の所見を示し，血管炎の所見は認められない[4)5)]．しかし，この標本をよく見てみると，動脈壁への炎症細胞浸潤が著明で内皮も破壊され，フィブリノイド沈着がある，つまり動脈内膜炎の所見があるんだ（→）．

不明　そうすると，これで血管炎の診断がついたんですね？

熱尾　う〜ん．ただしこの所見だけでは，膠原病関連の血管炎とは断言はできずに，臨床経過も含め，感染症由来つまり感染性心内膜炎などでみられるseptic vasculitis（敗血症性血管炎）との鑑別が議論になったんだよ．

不明　難しいものですね．じゃあ，ここからどうしたんですか？

熱尾　βラクタム系抗菌薬の効果に疑問があることと，比較的徐脈があることより，ブルセラ症やリケッチア感染などを考え，それらの可能性は低いが否定もできないため，第8病日からドキシサイクリン200 mg/日を7日間投与してみたんだ．でも症状，所見の改善はみられず，再度当院で行った経胸壁心エコー，血液培養3セットでもやはり感染症の有意な所見は確認できなかったんだ．

不明　なるほど，じゃあ次はいよいよステロイドですか？

熱尾　そういきたいところだが，もう1カ所生検が可能な場所があるよね？

不明　まさか，き，筋肉？　い，痛いんじゃないですか？

熱尾　もちろん侵襲的な検査になればなるほど，確固たる理由なくしてやることは許されない．だからまず，筋痛がある右下腿のMRIを撮影してみたんだ．図6がその結果だよ．

MRI所見　筋痛がある右下腿のMRIを撮影した

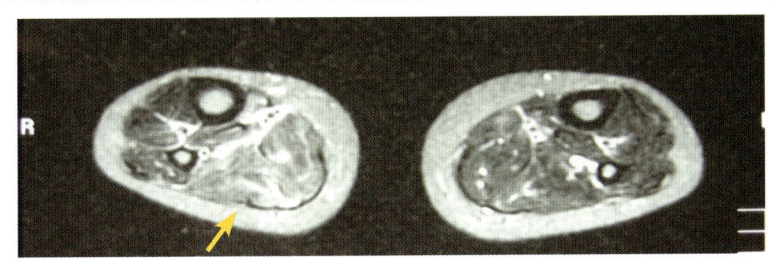

図6　下腿MRI（TW2）像
　　　右腓腹筋に高信号部あり（→）

Case2 「抗菌薬が著効した」に要注意！

熱尾　これを見て，画像所見で有意な部位を狙い，右腓腹筋の筋生検施行をしたんだが，残念ながら非特異的な炎症細胞浸潤のみであったんだ．

不明　そうですか．生検も微妙なものなんですね….

ステロイド投与の判断

熱尾　ここまでの経過で高熱も毎日出ており，体力の消耗が著しく，そのうち肝胆道系酵素も上昇してきた．まだ確定診断はついておらず，ここでさらなる検査を進める方向性もあったんだが，本人の苦痛も限界にきていた．各専門家からもいろいろなご意見はいただいていたが，**感染症はひとまず除外でき，悪性腫瘍の可能性もある程度は除外できており，全体の経過から判断して，臓器に非特異的で全身性の炎症を起こしていること，肺・腎臓に所見がないことより，中動脈から小動脈の血管炎の可能性がきわめて高いと考え，本人に十分に説明したうえで，主治医グループとしてステロイドの投与を決めた**んだ．

不明　先生，この場面はまさにあの原則ですね！

> **原則その12**　最終的には主治医が総合的に判断すべき

熱尾　入院第20病日よりプレドニゾロン60 mg/日の経口投与を開始した．効果は予想通り反応良好で，内服後3日目には平熱となり，全身倦怠感，筋痛，関節痛などもすみやかに消失し，内服後15日目には炎症反応も陰性化したんだよ．

不明　よかったですねえ．でも肝胆道系酵素の上昇は何だったんですかねえ？

熱尾　そうだね．私達もこの時点で確定診断がついていたわけでもないので，もう一歩踏み込んだ評価がやはり必要と考えた．患者さんご本人は長い経過と度重なる検査で相当疲れており，最初はかなり抵抗されたんだ．でも，確実な診断と評価が治療の選択と予後の予測にもつながるということをくり返し説明させていただいたところ，ステロイド投与後で体がかなり楽になってきていたということもあって，何とか腹部の血管造影を承諾していただけたんだよ．

腹部血管造影 入院第27病日に施行した

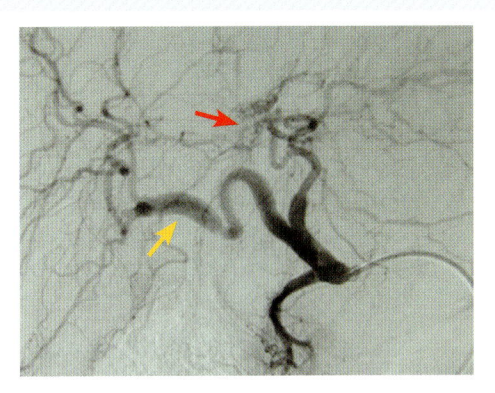

図7 腹部血管造影像
右肝動脈に紡錘状の拡張あり（→）
左肝動脈A4本幹の閉塞，側副血行路あり（→）

熱尾 入院第27病日に確定診断のため，腎動脈/腹腔動脈/上腸間膜動脈造影を行った結果が図7だ．動脈に紡錘状の拡張があり，左肝動脈A4本幹の閉塞と側副血行路の所見を認め，"結節性多発動脈炎"の確定診断に至ったんだ．

診断

▶ 結節性多発動脈炎

不明 つ，ついに！

熱尾 "結節性多発動脈炎"は，全身の小～中動脈レベルの血管炎で，肺と腎の糸球体を除いた全身の臓器を侵す可能性があるんだが，実際にはこの患者さんのように，熱，体重減少，全身倦怠感，下腿のだるさなどの非特異的症状が多いんだ．生検か血管造影により血管炎の特徴的所見を確認することが診断には必須なんだけれど，ANCA（抗好中球細胞質抗体）が陽性となるのは稀で，特異的な血清学的検査もないので，不明熱の原因疾患になることが多い．しかしながら未治療者の予後はあまりよくないので，証拠を拾い上げ，確定診断をつけたうえで正しく治療することが大切なんだ．表4に結節性多発動脈炎（polyarteritis nodosa：PAN）

の臨床上のポイントを記しておいたので見ておいてほしい[9)〜12)].

その後の話

不明 この患者さんはその後どうなったんですか？

熱尾 そうだね．比較的臓器障害も軽度であったので，ステロイド単独で治療をはじめたのだが，外来でステロイドを減量していく過程で炎症反応の上昇があり，途中でアザチオプリンを併用したんだ．現在は全く症状なく安定した毎日を過ごされているよ．

不明 なるほど，きちんと診断できたからこその，良好な経過なんですね．

不明熱の原因となる膠原病

熱尾 最後に不明熱の原因となる代表的な膠原病について，表5にまとめておこう[2) 3) 13)〜15)].

原因検索の手がかり

表4 結節性多発動脈炎（PAN）の臨床上のポイント

疫学	発症率は不明．発症のピークは50〜60代．男性の方が女性よりやや多い
病態	小型および中型の筋性動脈の壊死性血管炎で，腎，神経，筋肉，皮膚，消化器，中枢神経を侵すが，腎病変は糸球体腎炎のない動脈炎が主体であり，肺動脈を侵すことはない（気管支動脈を侵すことはある）
症状	初発症状として，高熱，体重減少，著しい全身倦怠感，多発関節炎，筋肉痛が多い
診断・検査	・診断は血管造影所見か組織所見が必要．皮下結節，有痛性の精巣，痛みを伴う筋肉や神経などの症状のある臓器の生検は診断率が高い ・生検が難しい場合には，障害血管の血管造影所見，特に腎臓，肝臓および腸間膜の動脈系で中小動脈の小動脈瘤，狭窄を確認する
治療	臓器障害の程度によっても異なるが，多くはステロイド＋免疫抑制薬で治療可能
予後	未治療患者の5年生存率は10〜20％であるが，寛解導入できた場合には再発率は10〜20％と言われている

診断へのアプローチ

表5 不明熱の原因となりやすい代表的な膠原病 【重要】

疾患名	疑う徴候など臨床上のポイント	診断確定のためには
成人発症Still病	比較的若年者，解熱時は元気，日中の一峰性または二峰性の間欠的発熱，典型疹および非典型疹，咽頭痛，咳など	高フェリチン血症と好中球数の増加は有用だが，除外診断が重要（ゴミ箱的診断にならないよう要注意！）
リウマチ性多発筋痛症（PMR）	高齢者，突然発症，近位筋の痛みにて可動制限が強い．赤沈の亢進（100 mm/時が多い），滑液包炎となるのでMMP-3の上昇あり	プレドニン15 mg/日での診断的治療となる場合もあるが，除外診断が重要（特に悪性腫瘍関連の筋痛・関節症との鑑別）
巨細胞性動脈炎（側頭動脈炎）	頭痛，顎跛行，側頭動脈の拍動消失・腫脹・圧痛，一過性黒内障	側頭動脈エコー＋側頭動脈生検
結節性多発動脈炎（PAN）	中年以降，全身倦怠感，体重減少，皮疹，筋痛，多発性単神経炎	生検または血管造影
顕微鏡的多発血管炎	咳，多発性単神経炎	ANCA陽性，生検
多発血管炎性肉芽腫症	難聴，顔面痛・耳痛，鼻出血・鼻膿汁，尿沈渣異常	ANCA陽性，生検（＋画像所見）
Behçet病	消化器症状，中枢神経症状，口内炎，陰部潰瘍，ブドウ膜炎など	除外診断のうえ，診断基準に照らして
大動脈炎症候群	比較的若年女性，脈の左右差，失神，手のしびれ，頸動脈雑音	MRIにて動脈壁の肥厚，3D-CT，MRAにて大血管の狭窄・閉塞
反応性関節炎	比較的若年男性，付着部炎あり，先行感染が確定できないこともあり，診断がときとして困難	臨床症状から診断
SLE	症状は多彩で幅が大きいが，特徴的な皮疹が重要	血清学的検査も含め，診断基準に照らして判断
高齢発症関節リウマチ	急性発症で炎症像強く，PMRとの鑑別がしばしば問題になる．膝関節など比較的大きな関節炎が主	抗CCP抗体の陽性率は高くない．画像診断で骨の変化が重要

PMR：polymyalgia rheumatica
PAN：polyarteritis nodosa

実践編

Case2 「抗菌薬が著効した」に要注意！

最後に

不明 今回の症例では，病歴聴取の重要性に加えて，論理的な医療介入の大切さと経過の解釈の難しさを学びました．

熱尾 そうだね．この症例では，2カ所の生検に加え，腹部血管造影を施行して，発症から実に7カ月後に確定診断ができたことになる．抗菌薬とともにNSAIDsが入っていたことが症状を修飾させ，結果的に診断を遅らせることになってしまった可能性はあるけれど，前医では感染症の可能性が比較的高く見積もられていたので，そこでステロイドが入らなかったことは幸いだったと思うんだ．

不明 確かにそうなっていたら，ずっと診断不明になってしまったかもしれませんね．

熱尾 不明熱の患者に対するときは，患者だけでなく，私達の心も大きく揺れがちになる．しかしながら，**高熱に対して原因と対処法がわからないなか，苦痛と不安に苛まれる患者と家族を支えながら，その不確実性をともに耐え，正しい診断プロセスに導いていく責任が，私達主治医には間違いなくある**．**理由なき抗菌薬やステロイド投与の誘惑には決して乗らない覚悟が必要**なんだ．揺れ動く経過とともに私達が揺れ動いていては，本来見え得るものも決して見えてはこない．

不明 なるほど．やはり今日もこのパターンか…．先生，今回も深い話で終わりそうですね．あの最後の原則が示す内容はこういうことなんですね．よ〜し，僕も一層がんばるぞ！

原則その13 医療者の焦りが病態を複雑にする．
急がば回れとはこのときのためにあることを知るべし

文献

1) 菊川誠他：こんな結果でええんか？ 診断力トレーニング．(松村理司, 酒見英太/編), pp177-180, 医学書院, 2008
2) Cunha BA：Fever of unknown origin：focused diagnostic approach based on clinical clues from the history, physical examination, and laboratory tests. Infect Dis Clin North Am, 21 (4)：1137-1187, 2007

3) Hirschmann JV：Fever of unknown origin in adults. Clinical infectious diseases, 24（3）：291-300, 1997
→ 不明熱の原因疾患と診断に関する臨床上のポイントが，詳細かつコンパクトに記載されており，ざっと読むと勉強になるよいレビュー．

4) Requena L, Sánchez Yus E：Erythema Nodosum. Seminars in Cutaneous Medicine and Surgery, 26（2）：114-125, 2007
→ 結節性紅斑についての詳しいレビュー．

5) Schwartz RA & Nervi SJ：Erythema Nodosum：A Sign of Systemic Disease. Am Fam Physician, 75（5）：695-700, 2007
→ 結節性紅斑について詳しくかつ読みやすく臨床的なポイントがまとめられている優れたレビュー．

6) García-Porrúa C, et al：Erythema nodosum：etiologic and predictive factors in a defined population. Arthritis Rheum, 43（3）：584-592, 2000
→ 病理組織診断がついている14年間の結節性紅斑を後ろ向きに診断分類した研究．106例中特発性が39例（36.8％），感染症が36例（34.0％），サルコイドーシスが21例（19.8％）であり，感染症では溶連菌8例（7.5％），非溶連菌性の上気道感染12例（11.3％）で，十分な病歴聴取と末梢滑膜炎の診察，ASOの2回にわたる測定，ツ反および胸部X線が鑑別診断に役立つとしている．

7) Weiss G, Goodnough LT：Review Article：Anemia of Chronic Disease. N Engl J Med, 352：1011-1023, 2005
→ 慢性炎症に伴う二次性貧血についての詳細なレビュー．

8) 寺村正尚：慢性炎症に伴う貧血の発症機序と診断の進め方．Medical Practice, 28（12）：2155-2158, 2011
→ 慢性炎症に伴う貧血について発症機序や鉄欠乏貧血との鑑別についてわかりやすく日本語で書いてある役に立つレビュー．

9) Pagnoux C, et al：Clinical features and outcomes in 348 patients with polyarteritis nodosa：a systematic retrospective study of patients diagnosed between 1963 and 2005 and entered into the French Vasculitis Study Group Database. Arthritis Rheum, 62（2）：616-626, 2010
→ 348人のPANの症例を123人のHBV関連PNと225人の非HBV関連PANに分けて詳細に解析したコホート研究．それによると，PANの死亡率は依然として高く，特に非HBV関連PANで皮膚病変のある高齢者の再燃症例が問題となるとのこと．

10) Sergent JS：Polyarteritis and Related Disorders. In Kelley's Textbook of Rheumatology, 8th ed. Philadelphia PA, WB Saunders Company, 2008

11) Merkel PA：Clinical manifestations and diagnosis of polyarteritis nodosa, 2011 UpToDate®

12) Langford CT, Fauci AS：The Vasculitis Syndromes. In Harrison's Principles of Internal Medicine, 18th ed.（Longo D, et al, eds），pp2794-2795, 2011

13) Zenone T：Fever of unknown origin in rheumatic diseases. Infect Dis Clin North Am, 21（4）：1115-1135, 2007
→ 不明熱になりやすい膠原病関連疾患についてのレビュー．比較的よくまとまっている．

14) Iikuni Y, et al：Current fever of unknown origin 1982-1992. Internal medicine, 33（2）：67-73, 1994

15) Arnow PM, Flaherty JP：Fever of unknown origin. Lancet, 350：575-580, 1997

実践編 ケーススタディで身につける"13カ条の原則"による診断の進め方

Case 3 胸部CTで影がないのに咳が止まらない？

頑固な咳と発熱に悩まされ，発症7カ月後に診断がついた69歳の女性

研修医（名前：不明嫌男）
熱尾先生，こんにちは．回を追うごとに不明熱の深みにどっぷりはまってきている感じですが，今回も非常に楽しみです．

指導医（名前：熱尾直志）
そうだね．今日も相当に手ごわいケースだよ．

不明 でもその前に，ですよね．

熱尾 その通り！ 例の『13カ条の原則』(p20) を確認してからはじめようか．この症例も少し前に経験したものなんだが，学ぶべきポイントが満載なんだ．さっそくはじめよう．

Case

69歳，女性

現病歴1

特に既往はなかったが，1週間続く38℃台の発熱と咳にてA病院に入院．CRPが24 mg/dLまで上昇するも，胸腹部造影CT，上部下部消化管内視鏡検査で異常なく，婦人科，耳鼻科の診察でも異常なし．原因不明のまま抗菌薬が次々と計8種類使用されるも，約5週間の入院期間中解熱せず，当院に紹介になる．

不明 う〜ん．原因不明のまま8種類の抗菌薬投与ですか．こうやって後から見ると何だかなあと思いますが…

熱尾 そうだね．いろいろ調べたうえで困った末の結果だとは思うんだが，**原因不明のままの抗菌薬の乱れ打ちは，耐性菌出現の問題に加え薬剤による有害事象や起炎微生物の検出の遅れにつながる可能性があり，決して**

勧められるべきことではないね．では君なら，ここからどうアプローチしていく？

不明　そうですね．咳以外の随伴症状や全身状態，熱の出かた，食欲や睡眠の様子などを詳しく聴きたいですね．また旅行歴やペット飼育歴，周りの人の健康状態などにも注意したいですね．まずは『原則その1』ですよ！

熱尾　OK，やるじゃないか．

> **原則その1** 　詳細な病歴をとり直せ

現病歴2

熱は昼間いったん37℃台まで下がっても夜になると39℃近くまで上昇し，寒気がするが震えはない．咳は痰を伴わず咳止めで少し改善する．1月で3kgの体重減少あり．食欲減退と咳のためか不眠が続いているが，全身状態はそれほど悪くない．旅行歴もなくペットも飼っていない．周りに調子の悪い人はいない．

不明　なるほど．熱は昼間は下がるわけですね．え〜っと，これは…

熱尾　弛張熱と呼ばれるものだね．よく教科書には熱の出かたのパターンに分けて代表的な疾患が記載されているが，実際の診療のうえではそれだけではあまり役に立たず，あくまで参考程度に思っていた方がいいね．

不明　咳は痰を伴わずに結構続くとなれば，結核も含めた非典型的な感染症や膠原病の肺病変などを考えたいですよね．

熱尾　そうだね．でも実は不明熱の原因となる疾患で咳を伴うことは割にあるんだよ．**表1**（次ページ）に簡単にまとめておこう[1)〜3)]．

不明　そうか，いろいろあるんですね．でもこの患者さんはCT上の異常はないんですよね？　となると，どうすれば…．そうだ！やはり次はあの原則ですね．

> **原則その2** 　何度でも身体診察をくり返せ

熱尾　そうだね．身体診察ではどんなところに気をつけたい？

Case3　胸部CTで影がないのに咳が止まらない？

原因検索の手がかり

表1 不明熱で咳を伴うときに考えるべき疾患

	疾患名
感染症	● 結核　● 非定型抗酸菌症　● 百日咳　● 副鼻腔炎　● Q熱 ● サイトメガロウイルス感染　● レジオネラ　● オウム病　● 腸チフス ● 敗血症性肺塞栓 （免疫抑制者の場合はアスペルギルス，ノカルジア，PCPなども考慮）
膠原病	● 巨細胞性動脈炎（側頭動脈炎）　● 大動脈炎症候群　● 再発性多発軟骨炎 ● 多発血管炎性肉芽腫症　● 顕微鏡的多発血管炎
悪性腫瘍	● 癌性リンパ管症　● 固形がんの肺転移　● 悪性リンパ腫
その他	● 過敏性肺臓炎　● サルコイドーシス　● Castleman病　● 心因性

不明 そりゃまず呼吸音，心音です．それから副鼻腔や血管雑音も大事ですよね．もちろん全身のリンパ節もしっかり診ておきたいですし，皮膚所見も大切なんでしたよね？

熱尾 わかってきたじゃないか．

身体所見

血圧122/62 mmHg，脈拍106/分，呼吸数16/分，体温37.2℃
全身状態やや衰弱．眼瞼結膜軽度蒼白．眼球結膜黄染なし．副鼻腔圧痛なし．頸部リンパ節腫脹なし．頸動脈に雑音なし．甲状腺腫大なし．腋窩リンパ節腫脹なし．心音正．心雑音なし．呼吸音清．副雑音なし．腹部平坦軟で圧痛なし．腹部血管雑音なし．両下腿に浮腫なし．神経所見異常なし．特記すべき皮膚所見なし．

不明 心音，呼吸音も問題なく，リンパ節も腫れていないんですよね．う〜ん，これほど全く手がかりがないとは…．

熱尾 しばしば予想していたような有意な身体所見が得られないときもある．でもそれはそれで十分に意味があることなんだよ．**想定していた疾患に関して，感度が比較的高いと考えていた所見がなかった**ということだからね．その時点で，その疾患である可能性が少し低くなったということだよね．それと，**後から何かしらの所見が確認されたときに，最初の診察でその所見がなかったことがきちんと確かめられていれば，それは経過途中で出現した所見**であると自信を持って言うことができる．そして

そのような所見は結果的に何らかの病的意義があることが多いんだ．

検査所見

WBC	5.2×10³/μL	K	4.2 mEq/L
	(Seg 59.1%,	Cl	99 mEq/L
	Lym 29.5%)	GOT	19 IU/L
Hb	9.9 g/dL	GPT	9 IU/L
	(MCV 79.2 fL,	LDH	279 IU/L
	MCH 24.7 pg)	ALP	369 IU/L
Plt	305×10³/μL	γ-GTP	19 IU/L
TP	7.3 g/dL	CRP	13.4 mg/dL
Alb	4.0 g/dL	赤沈	111 mm/時
GLU	98 mg/dL	フェリチン	333 ng/mL
UN	16 mg/dL	抗核抗体	陰性
Cre	0.8 mg/dL	可溶性IL-2	3,250 U/mL
UA	2.2 mg/dL	受容体	
Na	138 mEq/L	検尿	沈渣も含め異常なし

熱尾 この検査データを見てどう思う？

不明 チンチンチンのなかの赤沈は高くて，フェリチンも少し上がっていますよね．可溶性IL-2受容体は結構高いように思うのですが，どんなものなんでしょうか？

原則その7　チンチンチンと勝利の鐘の音（フェリチン，赤沈，尿沈査）

熱尾 可溶性IL-2受容体は悪性リンパ腫のマーカーとしてよく使われるね．でもこれはTリンパ球の表面にあるIL-2受容体の一部がTリンパ球の活性に伴って発現し遊離したものを測定しているので，**他の悪性腫瘍や結核，自己免疫性疾患などTリンパ球が活性化される他の疾患でも上昇す**るんだ．だから**それだけでは特異的とは言えないが，一定の値以上の上昇はそれなりに参考になる**ね．ただし，基本的に確定診断のツールというより，むしろ**悪性リンパ腫の場合には治療効果判定の指標として大きな意味がある**ものなんだよ[4)～6)]．さあ，今後の方針としてはどうする？

不明 もちろん例の原則に従い，注意深くまずは経過をみていきます．

原則その3	前医からの抗菌薬はすべて中止せよ
原則その4	血培を2セットから3セット以上採取せよ
原則その5	まずはひとまず熱型観察
原則その6	解熱薬としてのNSAIDsは可能な限り使用するな

入院後の経過

● 解熱後再度発熱

熱尾 君の言うとおりまずは経過観察を，と思ってみていたら実はこのときはわりとすぐに解熱してCRPも自然に下がってしまったので，一度退院となったんだ．でも家に帰った途端に再び38℃の発熱が出現し，わずか1週間後に再入院となってしまったんだよ．

不明 そんなこともあるんですね．

熱尾 ところがまた再入院後，前回入院時同様に2, 3日で自然に解熱してしまったんだ．さあ，この経過からどんなことを考える？

不明 自宅に帰ると悪くなり入院するとよくなるのであれば，自宅での環境によるアレルギーのようなもの，えーっと，例えば過敏性肺臓炎などの可能性はどうでしょうか？

熱尾 その通り！　私達もまずその線を考え，自宅を訪問してそこの真菌を調べたんだ．

不明 すごいですね！　わざわざ家まで行って，いわゆるカビをとってきたんですか？

熱尾 それで不明熱の原因がわかるのであれば，お安い御用だよ．自宅は築30年近く経っていたがリフォームされてきれいにされていたね．ダイニング，キッチン，ご主人の寝室，本人の寝室，トイレ，浴室，洗面所，廊下，書斎の9カ所にサブロー培地を15分間放置した後に回収し，それを検査室で培養した後に真菌の専門家に判定してもらったんだ．

不明 そういうのって何だかわくわくしますね．それで何か生えてきたんですか？

熱尾　ダイニング，本人の寝室，洗面所，廊下，書斎の5カ所からの培地にみごとなカビが生えてきて，『これは間違いない！』と思ったんだが，専門家からは『すべて病原性の考えにくい環境真菌で，これ以上深入りはしない方がよいのでは』と，ダメ出しされてしまったね…．血液検査でも夏型過敏性肺炎の原因とされる抗トリコスポロン抗体は陰性であり，この線は消えてしまった．表2にいったん解熱した後再度発熱するパターンをくり返しやすい不明熱の原因疾患をまとめてみた[2) 7)]．これは知っていると役に立つよ．

診断へのアプローチ
表2　解熱した後再度発熱するパターンをくり返しやすい不明熱の原因疾患　**重要**

	診断名	臨床上のポイント
感染症	脊椎炎，骨髄炎，感染性心内膜炎，後腹膜膿瘍，敗血症性静脈塞栓，感染性大動脈瘤	中途半端に抗菌薬が入り，partial treatmentになる可能性も高い深部感染症
	前立腺炎，胆管炎，中耳炎－乳突蜂巣炎，副鼻腔炎，歯髄炎	自然経過で解熱発熱あり
	エルシニア，メリオイドーシス，Whipple病，ボレリア，Q熱，トキソプラズマ	非定型微生物による感染
	慢性活動性EBウイルス感染	主に小児
膠原病	成人発症Still病，Behçet病，再発性多発軟骨炎	数カ月から数年の経過で発熱をくり返すことあり
悪性腫瘍	悪性リンパ腫	Pel-Ebstein熱として有名
	大腸癌	傷害された粘膜からの感染も関与
自己炎症疾患	家族性地中海熱，高IgD症候群，TNF受容体関連周期性発熱症候群（TRAPS）など	周期性発熱症候群（遺伝性と非遺伝性がある）
その他	Castleman病，壊死性リンパ節炎	リンパ節腫脹
	痛風，偽痛風，過敏性肺臓炎，慢性微小肺塞栓，サルコイドーシス，Crohn病，副腎不全	非典型的だと意外に診断が遅れることがある
	薬剤熱，詐熱，習慣性高体温症	想起して注意していないと診断できない

● 再入院後

熱尾　その後再入院後はしばらく落ち着いていたように見えたんだが，結局やはり38℃以上の発熱が出現し，心音で収縮期雑音も聴取されたので，改めて感染性心内膜炎の可能性を考えて血培をさらに6セット採ったんだ．

不明　6セットですか！採りましたね～．でもそんなに採る必要あるんですか？

熱尾　通常は必要ないんだが，**99％以上の血流感染症の検出率を確保するためには，1セット20 mLの血液培養では4セットが必要であったという研究もあるので，診断がどうしてもつかないときにはそれがひとつの目安となるかもしれない**ね[8]．培養期間も普通は1週間で十分なんだが，発育のための条件が厳しくて培養が難しい微生物もいるので，このときも検査室にお願いして少し長めに4週間ほど培養してもらったんだ．

不明　もう一度心エコーもやるべきですよね．

熱尾　そうだね．このときは経胸壁心エコーに加えて，経食道心エコーまで行ったんだが，感染性心内膜炎を示唆する所見は得られなかった．**心雑音も全身状態によって違って聴こえ，特に高熱があるときは心拍出量が増加しているので，いわゆる無害性の収縮期駆出性雑音でも結構大きく聴こえる**んだね．結局血液培養もすべて陰性だったんだ．

不明　う～ん，そうですか．じゃあ次は，血管炎などを考え，血管の画像評価をしてみるというのはどうですか？あるいは骨髄を調べるとか？

熱尾　確かに．ここで血管炎の可能性を考え，頸部腹部のMRAと3DCTに加え腹部血管造影も施行したんだが，有意な結果は認められず，さらに悪性リンパ腫を含む血液疾患の可能性も考えて胸骨から骨髄穿刺をしてみたんだが，結果は以下の通りで確定診断にまでは至らなかったんだ．

骨髄穿刺（胸骨）

軽度低形成髄．血球貪食を伴うマクロファージの増加がわずかにあり．リンパ球の増加は明らかでなく，分化良好な顆粒球過形成を認める．免疫染色ではCD20＋Bリンパ球は軽度増加はしているが，病的に有意ではない．

熱尾　ここまで何とか粘っていたんだが，この頃から連日39℃以上の高熱が続き，本人の衰弱が心身ともに激しく，本人と家族に相談のうえ，何ら

かの血管炎の存在を想定してプレドニゾロン 1 mg/kg（45 mg）の内服投与に踏み切ったんだ．当院初診の日から実に約5カ月後のことだったね．

ステロイド投与の判断

熱尾　前回の症例（p76）も診断がつく前にステロイドを投与していたけれど覚えているかい．

不明　はい．結節性多発動脈炎の患者さんですよね．

熱尾　あの症例も同様ではあったんだが，このような場合でも必ず**何らかの病態や疾患を推定したうえで，そこに介入をかけるという姿勢が重要**なんだ．それがなされていれば，たとえ**確定診断がついていなくても，投与した薬の効果を踏まえて病態や疾患の推定の妥当性を正しく評価することができる**．それは**次の方向性への議論につながり，さらに一歩前に進めることができる**んだ．

不明　なるほど．それでステロイドは効いたんですか？

熱尾　ステロイドをはじめて熱は37℃台に下がったんだけれど，CRPの低下はなく，自覚症状もあまり改善しなかった．一時正常化していた肝胆道系酵素の値も再度上昇しGOT 60 IU/L，GPT 87 IU/L，LDH 417 IU/L，ALP 1,203 IU/Lまでになってしまったんだ．さあ，君ならここでどうする？

不明　肝胆道系酵素の上昇か…．こ，ここで，肝生検ですか？

> **原則その11**　これと思えば逃さず生検

熱尾　その通り．この場面はむしろ診断確定のチャンスなんだ．肝胆道系に何かが起きているだろうと考え，すぐに肝生検を行ったんだが，結果は次の通りだったんだ．

> **肝生検**
> 中心静脈付近の類洞が拡張し，うっ血とリンパ球浸潤を認め，一部にやや大型のリンパ球もあるが，免疫染色では有意な所見なし．

病理医からの示唆

不明 う〜ん．これでもダメで万事休すか….

熱尾 ところがそうでもなかったんだ．当時私達が信頼をおいていた病理医が，骨髄穿刺と肝生検の組織をもう一度見直してくれた結果，この患者の臨床経過を含めて考えると，ある疾患の可能性がやはり高いので，骨髄生検までするべきだと強く主張したんだ．そこまで言われるのであれば と，腸骨の骨髄生検を施行したんだよ．

腸骨骨髄生検 腸骨の骨髄生検の結果

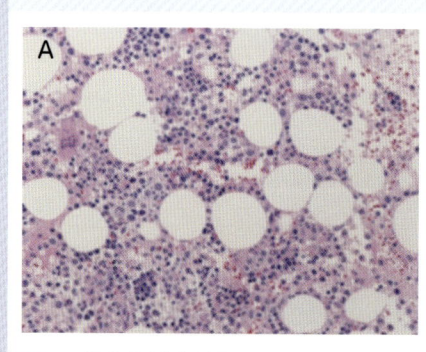

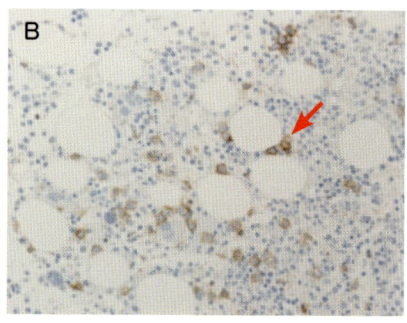

図1 腸骨骨髄生検像
A）HE染色．B）免疫染色．軽度低形成髄で血球貪食像を伴うマクロファージ増加あり．大型のリンパ球を散在性に認め集簇像もあり．免疫染色ではCD20で陽性に染まる（→）．

熱尾 図1が腸骨の骨髄生検の結果だ．Bリンパ球マーカーであるCD20に染まる大型のリンパ球の集簇像があり，臨床経過も含めて考え，血管内リンパ腫の診断に至ったんだ．

診断

▶ 血管内リンパ腫（intravascular lymphoma：IVL）

診断へのアプローチ

表3　血管内リンパ腫（intravascular lymphoma：IVL）の臨床上のポイント

疫学	diffuse large B cell lymphomaの亜型で非Hodgkinリンパ腫の0.1%を占める
病態	節外性に全身の小・中血管内で増殖し，腫瘤形成が稀で診断が困難
診断	浸潤部位は多様であり，中枢神経，肺，皮膚，骨髄が多く，確定診断はその部位からの生検が重要で，ランダム皮膚生検が必要となる場合もある
病型	骨髄浸潤，肝脾腫，血球貪食症候群，発熱等が著明で，神経学的異常，皮膚病変が軽微なvariantがアジアを中心に報告が増えており，本邦では半数以上が相当すると言われる
予後	診断が難しく急速に進行することもあり，きわめて予後不良とされていたが，近年R-CHOP療法や末梢血幹細胞移植との併用により長期生存も得られている

不明　なんと，ついに！

熱尾　やっと敵の姿を捉えることができた！　という感じだね．今でこそ私達もIVLの診断の経験値が上がってはいるが，当時は恥ずかしながらそれほどの経験がなく，信頼のおける病理医の一言が診断を進める大きな力となったんだ．

不明　持つべきものは，ってやつですね．

熱尾　IVLは全身の血管内腔に腫瘍細胞が増殖して病変が節外性に多発するために，画像所見にて描出されにくく，確定診断が本当に難しいんだ．不明熱を鑑別診断するときには，血管炎とともにいつも最後まで残ってくるものなんだよ．

不明　そうなんですね．でもどうして血管の外には増殖しないんですか？

熱尾　いい質問だね．血管内に腫瘍細胞がとどまる理由としては，いくつかの説があるんだけれど，リンパ球と内皮細胞の受容体間における異常や，血管外に浸潤するために必要な接着分子の減少などが考えられているんだ[9]．表3に臨床上のポイントをまとめてみた[10]〜[12]．

その後の話

不明　この患者さんはその後どうなったんですか？

熱尾　その後血液内科に転科され，R-CHOPを施行されて寛解導入に成功したんだ．発症から10年近く経過した現在もお元気にされているよ．

不明　いや〜よかったですね．でも1つわからないところがあるんですが，あの頑固な咳はどうして出ていたんですか？

熱尾　画像上では異常は確認されなかったけれども，病態的には肺胞血管内での腫瘍細胞の増殖と若干の肺胞隔壁肥厚も起こっていた可能性があるね[13]．咳や呼吸困難が出現していても，このケースのようにCTやガリウムシンチで必ずしも有意な所見が出るとは限らないんだ．最近ではPETの有効性が報告されてきたけれども，それだけIVLは診断が難しいということなんだ[14]．ちなみに表4に当院での2回の入院で診断までに私達が行った各種の検査を記載してみた．

不明　こうしてみると，よくこれだけ検査をされましたね．

熱尾　確かに長い経過をみるとそうなってしまうのだが，むやみやたらに施行していたわけではなくて，1つ1つの検査に意味があるんだよ．

不明　そりゃわかりますけど，この間一切の治療はしていないんですよね．

熱尾　そうなんだ．もちろんご本人が一番苦しかったわけなんだが，診断を進めている私達も苦しくて，ステロイド投与の誘惑を払いのけながら毎日診療にあたっていたんだよ．

> **原則その13**　医療者の焦りが病態を複雑にする．
> 急がば回れとはこのときのためにあることを知るべし

表4　2回の当院入院期間内に行われた主な検査（血液検査以外で）

・胸腹部造影CT（3回）	・真菌培養（自宅環境から採取）
・ツ反	・心エコー，経食道エコー
・血液培養（6セット以上）	・骨髄穿刺
・ガリウムシンチ（2回）	・頸部〜骨盤造影CT/3D-CT
・骨シンチ	・血管造影
・頸部腹部MRA	・肝生検
・腰椎穿刺	・骨髄生検

不明熱の診断プロセスにおけるアルゴリズム

不明 不明熱を診療するときには，こんな感じに診断がついていなくても経験的にステロイドを使わざるを得ないこともあるんですか？

熱尾 なかなか鋭いね．もちろん診断がついた後にステロイド治療に踏み切るのが原則だ．しかしながら**全身状態が悪化し，患者のストレスが限界に達していると判断した場合には使用せざるを得ないときもある**．ただし医療者側も患者側もステロイドを使う意味合いを十分に理解し，何らかの仮説を立てたうえで使用するということが大前提となるね．ただステロイドに関してはときにそのような経験的治療が許されるけれども，抗癌剤をそのように使うことはあり得ない．だからこそ**不明熱のなかでも悪性腫瘍は何としても時期を逃さずに診断をしなければならない**んだ．『基本編-2』で示した「不明熱の診断プロセスにおけるアルゴリズム」（p27）でもう一度確認しておこう[15]．

不明熱の原因となる悪性腫瘍

熱尾 最後に不明熱の原因となる代表的な悪性腫瘍について，**表5**にまとめておこう[2)16)]．感染症や膠原病に比べると数は多くないが，診断がつかなければ治療の方向性も決まらず予後もきわめて不良となるので，確実に診断をつけるべき疾患群と考えなければいけないね．

診断へのアプローチ
表5　不明熱の原因となりやすい代表的な悪性腫瘍　【重要】

- 悪性リンパ腫（特に血管内リンパ腫（IVL））
- 白血病（特にCMLおよびCLLの急性転化時）
- MDS
- 膵臓癌
- 大腸癌
- 原発不明腺癌
- 中枢神経への浸潤（下垂体転移，癌性髄膜炎など）
- 腎癌および肝癌（最近は画像診断の進歩により不明熱としては減少）
- 心房粘液腫

CML：chronic myelogenous leukemia（慢性骨髄性白血病）
CLL：chronic lymphocytic leukemia（慢性リンパ性白血病）
MDS：myelodysplastic syndromes（骨髄異形成症候群）

最後に

不明 今回も非常に勉強になりました．でも長い経過のなかで患者さんとご家族がよくここまで頑張られましたよね．

熱尾 実は患者のご主人は診断がつかないことに対して，最初は強く不安を表出されていたんだが，自分たちの診療方針をくり返しお話しすることによって，こちらの意味するところを非常によくご理解していただき，途中からは苦しんでおられるご本人を励ましながらずっと支えていただけたんだ．本当にありがたかったね．**情報を包み隠さずリアルタイムに開示して，医療者側と患者側が足並みを揃えて不明熱に立ち向かうという姿勢をつくることが，何よりも大切**なんだと学ばされたケースだったね．

不明 本当にそうですよね．もう一つ，僕が今回学べたこととしては信頼できる病理医の存在の重要性でしょうか？

熱尾 そうだね．病理医だけではなく，半ば強引に真菌の培養と同定をお願いした医真菌の専門家，忙しいなかで経食道心エコーをお願いした循環器内科医，血液のスメアを何度となく見てくれた血液内科医など，**信頼できる各専門家との良好で柔軟なネットワークが，私達にとってはきわめて重要**なんだ．でも**それを生かすも殺すも，あくまで主治医である自分次第である**ことを忘れてはいけないよ．

不明 先生，やっぱり今回も深いですね．よし，がんばります！

> **原則その12** 最終的には主治医が総合的に判断すべき

文献

1) Cunha BA：Fever of unknown origin：focused diagnostic approach based on clinical clues from the history, physical examination, and laboratory tests. Infect Dis Clin North Am, 21（4）：1137-1187, 2007
2) Cunha BA：Fever of unknown origin：clinical overview of classic and current concepts. Infect Dis Clin North Am, 21（4）：867-915, 2007
3) Tolia J & Smith LG：Fever of unknown origin：historical and physical clues to making the diagnosis. Infect Dis Clin North Am, 21（4）：917-936, 2007
4) Tsujioka T, et al：The impact of serum soluble interleukin-2 receptor levels on the diagnosis of malignant lymphoma. Kawasaki Medical Journal, 37（1）：19-27, 2011
↑ 1997～2008年に入院した443人の悪性リンパ腫患者群と835人の非血液疾患の患者群との可溶性

IL-2受容体の値を比較した後ろ向き研究．1,500 U/mLをカットオフとすると悪性リンパ腫診断に関する特異度は77％で陽性尤度比は2.12だが，5,000 U/mLでは特異度97％で陽性尤度比は8.82まで上がる．

5） Strauchen JA & Breakstone BA：IL-2 receptor expression in human lymphoid lesions. Am J Pathol, 126（3）：506-512, 1987

6） Niitsu N, et al：A high serum-soluble interleukin-2 receptor level is associated with a poor outcome of aggressive non-Hodgkin's lymphoma. Eur J Haematol, 66：24-30, 2001

7） Knockaert DC：Recurrent Fever of unknown origin. Infect Dis Clin North Am, 21（4）：1189-1211, 2007

↑ いったん解熱してから再度発熱をくり返すパターンを示す不明熱疾患に関して詳しく記述．一読の価値あり．

8） Lee A, et al：Detection of bloodstream infections in adults：how many blood cultures are needed？ Journal of Clinical Microbiology, 45（11）：3546-3548, 2007

9） Jalkanen S, et al：Lymphocyte homing receptor and adhesion molecule in intravascular malignant lymphomatosis. Int J Cancer, 44：777-782, 1989

10） Ponzoni M, et al：Definition, diagnosis, and management of intravascular large B-cell lymphoma：proposal and perspectives from an international consensus meeting. J Clin Oncol, 25：3168-3173, 2007

11） Ferreri AJ, et al：Variations in clinical presentation, frequency of hemophagocytosis and clinical behavior of intravascular lymphoma diagnosed in different geographical regions. Haematologica, 92（4）：486-492, 2007

12） Matsue K, et al：Random skin biopsy and bone marrow biopsy for diagnosis of intravascular large B cell lymphoma. Ann Hematol, 90（4）：417-421, 2011

13） Martusewicz-Boros M, et al：Pulmonary intravascular large B-cell lymphoma as a cause of severe hypoxemia. JCO, 25（15）：2137-2139, 2007

14） Hoshino A, et al：Usefulness of FDG-PET to diagnose intravascular lymphomatosis presenting as fever of unknown origin. Am J Hematol, 76：236-239, 2004

15） 鈴木富雄："不明熱"を診断する．事例で学ぶ感染症診断ストラテジー——根拠から理解する適切な診断へのアプローチ法．（馬場尚志/編），pp81-89，文光堂，2010

16） Zell JA, Chang JC：Neoplastic fever：a neglected paraneoplastic syndrome. Support Care Cancer, 13（11）：870-877, 2005

↑ 悪性腫瘍患者の発熱に関するよくまとめられたレビュー．ナプロキセンの使用は悪性腫瘍患者の発熱に対して，感染性か非感染性かを鑑別できる安全で有効な方法としている．

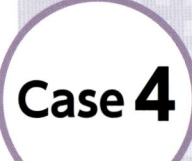

実践編 ケーススタディで身につける"13カ条の原則"による診断の進め方

Case 4　こんな不明熱も決して稀ではない…?

3年前からの身体全体の皮疹と1年前からの高熱に苦しむ44歳女性（他2例）

研修医（名前：不明嫌男）
熱尾先生，こんにちは．先生の症例は毎回本当に楽しみです．感染症，膠原病，悪性腫瘍と続いてきましたよね．今日はいったい何ですか？

指導医（名前：熱尾直志）
まあまあ焦らずに．今回も非常に興味深い症例であることは確かだね．

不明　ワクワクしますね．でもはじめる前にお約束のアレからですね！

熱尾　そうだね．まずはいつもの13カ条の原則（p20）の確認からはじめよう．ではさっそく症例にいこうか？少々手ごわいかもしれないよ．

Case ①　44歳，女性

現病歴
1年前から夜間に発熱あり．ここ半年は39℃を超える熱も出現．3年前から身体全体にかけて皮疹が出現するが，特に左大腿から足全体にかけて多発．他院で各種の検査をされるが原因不明．下肢の痛みも伴うようになり，痛みのために歩行困難あり．何とかしてほしいとのことで当院を受診した．

熱尾　こんな患者なんだが，どうだい？

不明　う～ん，確かに難しそうですが，問題点が発熱と皮疹なのでいくつかの鑑別診断が浮かびます．まずは感染症，膠原病，悪性疾患などを頭におきながら，他の随伴症状，熱と皮疹の詳しい情報，職業歴，旅行歴，性交渉歴，それに他院での検査結果を含めた詳しい病歴をもっときちんと知りたいですよね．

原則その1　詳細な病歴をとり直せ

熱尾　やるじゃないか．では少し詳しい病歴だ．

現病歴（続き）

数年前から精神的に不安定な面があり前医で安定剤を処方されていた．皮疹は最初に赤く腫れてきて自然に傷のようになり治っていく感じで，触ると痛みがあり，左足全体が特に痛くて歩けないくらい．熱は昼間37℃台まで下がっても夜になると39℃近くまで上昇し，寒気がする．離婚歴があり子どもはいない．決まった相手以外の性交渉歴はない．仕事は夜間中心の接客業．特に旅行したこともない．前医では抗菌薬にも反応が鈍く，各種の検査でも原因は全くわからないといわれていた．

不明　なるほど，これは手ごわそうですね．身体診察では，リンパ節腫脹や血管雑音の有無，筋肉や関節の状態，あとは眼底所見に注意をして，口腔内や陰部も含め皮疹の所見も確認したいですね．

熱尾　OK！さすがに4症例目ともなるとポイントがわかってきているね．

身体所見

血圧97/63 mmHg，脈拍83/分，体温36.9℃
全身状態は悪くない印象．眼瞼結膜貧血なし．眼球結膜黄染なし．眼底所見異常なし．頸動脈雑音なし．心雑音なし．呼吸音清で副雑音なし．腹部平坦軟で圧痛なし．腹部血管雑音なし．両下腿に浮腫なし．筋力低下なし．各種筋肉の圧痛なし．関節の腫脹・圧痛・可動時痛なし．リンパ節は頸部・腋下部・鼠径部・滑車上のすべてで有意な腫脹なし．口腔内・陰部の潰瘍なし．皮疹は直径1〜2 cm程の皮下結節が左下肢を中心に四肢に多数あり，一部痂皮を伴い，軽度の圧痛あり（図1）．

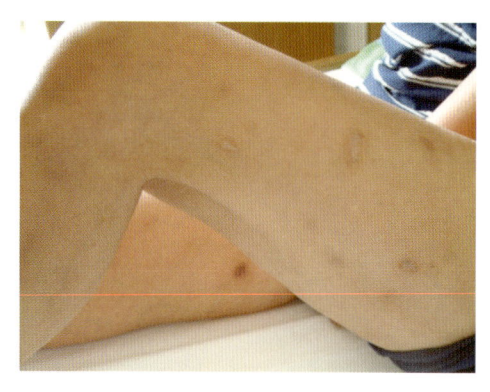

図1 下肢の皮疹

不明 これは症状のわりに皮疹以外の所見が全くないですね？ 皮疹は古いものと新しいものが混じっている感じで，いわゆる結節性紅斑とも違いますね，傷の治りかけのようにも見えますが…．

熱尾 確かに症状と身体所見が乖離している印象があるね．皮疹も経過が長いので陳旧性のものが多い感じだね．

検査所見

WBC	5.7×10³/μL (Seg 37.5% Lym 54%)	K	3.1 mEq/L
		Cl	107 mEq/L
Hb	12.4 g/dL	GOT	24 IU/L
Plt	19.8×10³/μL	GPT	20 IU/L
TP	6.7 g/dL	LDH	140 IU/L
Alb	3.6 g/dL	ALP	194 IU/L
GLU	98 mg/dL	γ-GTP	17 IU/L
UN	9 mg/dL	CRP	0.01 mg/dL
Cre	0.7 mg/dL	赤沈	28 mm/時
UA	4.1 mg/dL	抗核抗体	陰性
Na	144 mEq/L	検尿	沈渣も含め異常なし

不明 炎症反応を含めてほとんど正常ですね．これという疾患がすぐには浮かびませんが，いつもの原則を使ってオーソドックスにいくしかないですね．前医の検査データもとり寄せたいですし，あとは唯一の所見である皮膚の生検を早めにしたいですね．

熱尾 素晴らしい！

原則その3	前医からの抗菌薬はすべて中止せよ
原則その4	血培を2セットから3セット以上採取せよ
原則その5	まずはひとまず熱型観察
原則その6	解熱薬としてのNSAIDsは可能な限り使用するな
原則その11	これと思えば逃さず生検

入院後の経過

熱尾 君の言う通り経過観察してみたが，入院後も38℃以上の熱が続き，皮疹が増えてきて足の痛みが強く，移動に車いすを使用するほどだったんだ．

不明 じゃあ，痛くて動けないぐらいですね？

熱尾 それがそうではなく，ほとんど部屋におらず，話している印象では重症感は全くないんだよ．それどころか下の売店で普通に歩いているところを，看護師が何度も目撃しているんだ．

不明 えっ，どういうことなんだろう？ 前医の検査データも問い合わせたんですよね？

熱尾 前医の主治医は精神科で，皮膚科に依頼した皮膚の生検以外，詳しい検査はされておらず，本人の言う今までかかった複数の病院に問い合わせてもみたんだが，全く受診歴のない病院もあったんだ．

不明 それは変ですね．本当に熱は出ているんですか？

熱尾 鋭いね．君ならこんなときどうする？

不明 ……．

熱尾 どう対処してよいのか難しい状況だと思うが，当時担当してくれた研修医は素晴らしかった．まず**看護師に必ず監視下の検温をするように指示をし，本人が増えてきていると訴えていた皮疹の所見を毎日克明に記録**したんだ．

> **原則その2** 何度でも身体診察をくり返せ

熱尾 本人が38℃熱があると言っていたときでも監視下検温を施行すると36℃台であり，皮疹の数や位置も，研修医の詳細な記録では全く変わらなかった．図2がその記録の一部だよ．この時点である疾患の可能性がきわめて高いと考え，精神科にコンサルトし，看護師長や担当看護師も含めて十分に検討した結果，次の結論に達したんだ．

診 断

▶ 詐病＋自傷症

不明 なんと！こんなことがあるんですね…．

熱尾 生検を依頼した皮膚科医も私たちと同じ意見だった．その根拠として，皮疹の分布が特徴的であること（四肢に多発しているが右手にはほとんどなく，背中には皆無），臨床的に特異な所見であること（皮下の境界明瞭な結節で表皮には創を伴う），生検結果は陳旧性の脂肪織炎で外傷でも

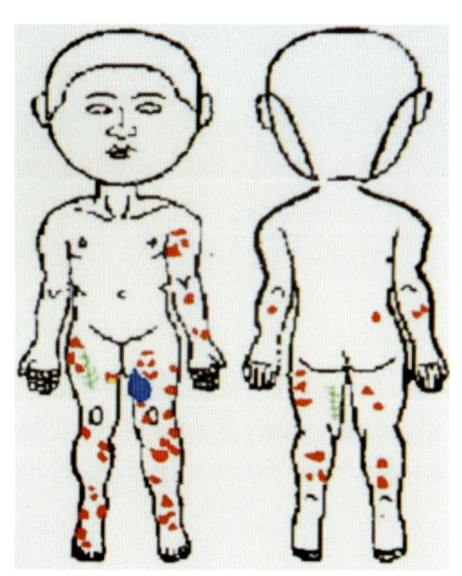

図2 皮疹の記録
赤色部が皮疹の部位
胸部0個，腰背部1個，右前腕1個，左前腕5個，右上腕0個，左上腕3個，右下腿12個，左下腿13個，右大腿6個，左大腿10個
〔計51個〕

100　●●● Dr.鈴木の13カ条の原則で不明熱に絶対強くなる

矛盾はなく，前医から取り寄せた結果も同様であったことがあげられていた．精神科医からは心理テストの結果より，ストレスに弱く感情が揺れやすく，周りと壁をつくり内面を見せにくい性格であり，今までの経過を含めて考えると，何らかの理由から病者の役割を捨身で演じている印象である，との意見が出された．

不明 なるほど．でもどうしてこんなことを…．

熱尾 その後に得られた情報から，非合法の薬物使用歴が過去にあり，現在もそこから抜け出せていない可能性が高いということ，家族背景も複雑で，異母兄弟が数人おり2回の離婚歴もあり，その点でのストレスを抱えていることなどが判明したんだ．病者を演じて入院をするということで，そのような現実から回避できるものがあったのかもしれないね．でもそれ以上のところまでは踏み込めなかった．

不明 そうだったんですね…．それで，結局どうしたんですか？

熱尾 **精神科医も含めチーム内でカンファレンスを開き，対応を考えた．まずは本人に，この症状自体が何らかの意図をもって捏造されている可能性も考えているということを伝えたんだ．いわゆる『直面化』と言われることを試みたんだよ**[1]．

不明 ど，どうなりました？

熱尾 かなり段階を踏んで，最終的には本人が頼りにしている父親の同席の元に行ったことや，それまでのかかわりのなかで，希薄ながらも主治医チームとある程度の関係性ができていたこともあり，最初は抗議され，憤慨したような様子を示されたが，次の日以降は「そんなようなこともあるかもしれない」と，表面上は受け入れていただけた印象だったね．でもその直後に退院されて以降，当院には一度も来院されていない．ひょっとするとまた違う場所で同様のことを行っているかもしれないね．

不明 は〜．こりゃ難しいなあ…．

熱尾 難しいけれど，このようなケースもあるんだよ．**表1**に詐病についての臨床上のポイントをまとめておいたよ[2,3]．

　一般に作為的につくられた熱を『詐熱』と呼ぶが，広い意味での詐熱を鑑別するときには，前述したような『詐病としての詐熱』とは少し異なる『虚偽性障害』という疾患概念も理解しておかなければならないんだ．次の症例もみてほしい．

診断へのアプローチ

表1 詐病の臨床上のポイント

特徴	● 症状や経過が曖昧ではっきりせず，過度に劇的で既知の疾患に合わない点が多い ● 依存薬物を求めたり経済的利益を得たり，困難な状況を回避しようとする何らかの外的な疾病利得の存在がある ● 訴えと一致しない病歴，身体所見，検査データの存在 ● 一般に侵襲的な検査や治療に非協力的で拒否的 ● 記録や検査の結果が偽造されているようにみえる
診断	監視下検温や行動観察などで矛盾点を確認することにより診断を固め，直面化を検討
対応	患者の望む利得を軽率に与えないことが対応の基本

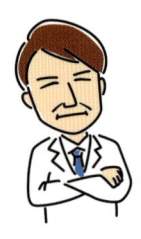

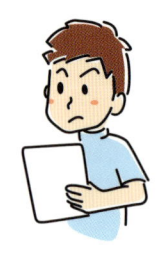

Case ② 36歳，女性．現役の看護師

現病歴

2年間続く不明熱で他院から紹介．毎日38℃以上の熱が出て，前医でとられた血液培養からは，*Burkholderia cepacia*，*Candida albicans*，*Candida grabata*，*Enterobacteriae*，*Mycobacterium fortuitum* という複数菌が検出されるが，感染巣は不明．多種類の抗菌薬を長期に使用するも反応が悪く発熱が続いている．身体所見上は大きな異常はなく，検査データではCRP 8.34 mg/dLと高値で，心エコーや胸腹部CTなどの画像検査でも異常は見当たらない．

熱尾　これをどう思う？

不明　えっ，どう思うって，血液培養からこんなにも菌が出てますし，先ほどの症例とは違って，これは明らかに感染症ですよね．

熱尾　確かに感染症だね．しかも菌血症がコントロールされていない．

不明　でも**敗血症性ショックや好中球減少症での発熱などの特別な場合でない限りは，やはり原則通り**でよいんですよね？

熱尾　その通り！　全身状態が悪くなければ，ひとまず仕切り直すことが大切だね．

原則その3	前医からの抗菌薬はすべて中止せよ
原則その4	血培を2セットから3セット以上採取せよ
原則その5	まずはひとまず熱型観察
原則その6	解熱薬としてのNSAIDsは可能な限り使用するな

熱尾　入院後の熱型は**図3**（次ページ）に示したが，高熱が出ているわりに元気だったね．ただし当院での血液培養からも前医と同じ複数菌が検出され，すぐにメロペン®とジフルカン®を開始したんだ．

不明　そうなると，次はフォーカスを絞るためのあの原則ですね？

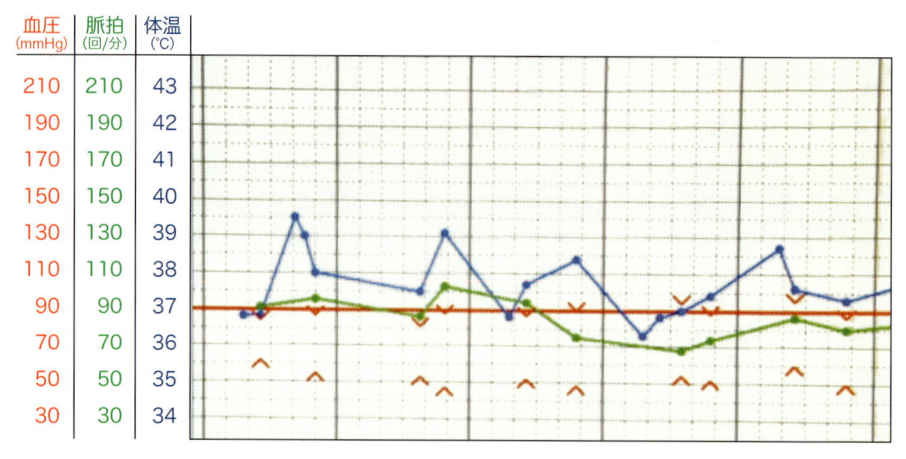

血圧 (mmHg)	脈拍 (回/分)	体温 (℃)
210	210	43
190	190	42
170	170	41
150	150	40
130	130	39
110	110	38
90	90	37
70	70	36
50	50	35
30	30	34

図3　入院後の熱型

原則その9　膿瘍除外の造影CT

原則その10　困ったときのガリウムシンチ（PETスキャン）

熱尾　当院でも胸腹部造影CT，心エコーや消化管検索などに加えてPETまで行ったが有意な結果は全く出ず，何よりも奇妙だったのは，感受性があるはずの抗菌薬を継続しているのにもかかわらず，血液培養からは何度も同種の細菌が検出されたことだ．しかもこれらは通常の環境にいるもので，一般的に菌血症を起こすものではないんだよ．これはおかしいだろ？

不明　た，確かにおかしいですよね…．

熱尾　あまりにもおかしいので作為的なことがされていないかどうかを確かめるために，当時は点滴のルートがまだ閉鎖式ではなく三方活栓でヘパリンロックを使用していたので，三方活栓内の残存液の培養も提出したんだ．すると，そこからも全く同じ菌が検出されたんだ．

不明　えっ，ということは．

熱尾　3つの可能性がある．ヘパリンロックの液が最初から汚染されていたか，菌血症としての菌が逆流して三方活栓内に混入したか，あるいは…．

不明　あるいは？

診断へのアプローチ

表2　虚偽性障害の臨床上のポイント

概念	● 身体的・心理的徴候の意図的な産出や捏造を行うが，その目的は病者の役割を演ずることであり，行動の外的な動機（経済的利得，責任や困難の回避，身体的健康の向上）が欠如している
特徴	● 症状産出のために薬物の使用や汚染物の注射などを行い，薬物中毒や敗血症をくり返し，血液培養で環境細菌を含む複数菌が何度も検出されるときには，必ず鑑別に含める
疫学	有病率は不明だが一般に総合病院の全入院患者の0.8％を占めるという報告もある
診断	疑うことが第一の診断のポイントであるが，ときに捜査的な経過観察が必要
対応	● 医療者対応の統一がきわめて大切で，経験のある精神科医にコンサルトのうえ，直面化にあたっては慎重に行う必要がある ● 慢性難治性虚偽性障害はMunchausen症候群として有名であるが，養育者による「代理人によるMunchausen症候群」は子どもへの虐待でもあり，より緊急で慎重な扱いが必要

熱尾　そう，自分で何か汚染されたものを三方活栓から体内に注入したか，だ．

不明　そ，そんなことがあるんですか？

熱尾　3つの可能性のうち前者2つは臨床的にきわめて考えにくく，やはり本人が作為的に何かを注入したとしか考えられないんだ．それに，この患者は現役の看護師だったからね．こういったことは，実は虚偽性障害のなかでも慢性難治性と言われるMunchausen症候群の患者ではよくあることなんだよ．表2に虚偽性障害の臨床上のポイントをまとめておいたよ[1]～[6]．

診断

▶ **虚偽性障害**

不明　この患者さんはその後どうなったんですか？

熱尾　今回も精神科医に相談のうえ，患者本人に，「熱の原因として患者自身による作為的な体内への汚染水の注入行為を疑っている」と告げたんだ．

Case4　こんな不明熱も決して稀ではない…？

不明　そ，それで？

熱尾　患者は動じることはなく，少し困ったように微笑んで「そんなことはしていません」と簡単に否定されたので，あえてそれ以上こちらも追及しなかったんだ．その直面化が効いたのかはわからないが，熱も下がり血液培養でも検出されなくなって退院されたね．しばらく外来に来られていたが，途中で自然と来なくなってしまわれた．その後はどうされているのかわからないね．

直面化について

不明　先生，この直面化っていうのは『あなたを疑っていますよ』と告げることですよね．なんだか雰囲気が悪くなりそうだし，へたするとトラブルになりそうで嫌だなあ．

熱尾　確かに相手の立場を考えて慎重に話をする必要があるね．特に虚偽性障害の場合は，パーソナリティ障害や他の精神病理的な深い問題を抱えていることも多いので，直面化の後に自殺企図や自傷行為などの突発的破壊行為におよぶ可能性もある．**大事なことは，症状を捏造していることを責めたり罰したりすることではなく，今後症状が起きないようにすること，つまり捏造されないようにすること**なんだよ．直面化に関しての考えや方法論は諸説いろいろあるけれども，**一般的にはあまりにも性急で直接的な直面化は望ましくない**とされているね[1)〜4)]．

不明　なるほど，あの原則がここでも大切なんですね．

> **原則その13**　医療者の焦りが病態を複雑にする．
> 急がば回れとはこのときのためにあることを知るべし

詐病と虚偽性障害との違い

不明　先生，詐病と虚偽性障害の違いって何ですか？　今一つわかりにくいんですけれど．

熱尾　大事なポイントだね．**詐病の場合は利益の獲得や困難な責務からの回避など，病者を演じる動機が現実的で本人も明確に認識しているが**，

虚偽性障害の場合は動機は通常明確ではない（表3）．単に『**患者であること**』や『**入院すること**』以外には，**はっきりしていない**んだ[1)〜6)]．ケアされることへの願望や，過去の過ちに対する自己処罰，患者であった近親者との同一化願望などが深い部分に隠れている可能性が言われているが，表には出てこない．2つの疾患の違いは理屈では今言った通りなんだが，実際の臨床上ではクリアカットに区別できないことも多く，実を言うと今回のCase①とCase②についても，それぞれが詐病と虚偽性障害のどちらに当たるのか，今でも明確な診断は難しいと考えている．

診断へのアプローチ

表3 病者を演じる動機における詐病と虚偽性障害の違い

詐病	虚偽性障害
● 明瞭で現実的で理解しやすい	● 不明瞭で理解が困難
● 本人ははっきり意識している	● 本人もはっきり意識していない
● 利益の獲得，困難の回避など	● "患者であること"そのもの

臨床の現場ではこれほどクリアカットには分けられないことも多い

熱尾　最後にもう1つ症例を紹介しようか？
不明　ま，また詐病や虚偽性障害ですか？
熱尾　今度は少し違うんだ．まあ，みてごらん．

Case ③ 23歳，男性

現病歴

プロスポーツ選手で東京の選手宿舎に住んでいる．2カ月前から試合時や練習中を問わず38℃から39℃の発熱があり，遠征時に当院を受診された．当院に入院のうえ，各種血液検査，PETを含む画像検査もされたが，炎症反応の上昇や有意な所見はなく原因不明であった．入院後は一切発熱がみられず，その理由も不明であった．退院後，東京へ戻った途端に再度38℃以上の発熱あり．マネージャーの監視下検温でも発熱は変わらなかったが，再受診のため，東京の宿舎を離れ当院まで来ると平熱に戻ることが続いた．

熱尾　さあ，どう思う？

不明　う〜ん，実際に熱が出ているので詐熱でもないと思いますが，炎症反応も上がっていないし，熱もこちらに来ると下がってしまうんですよね．何か環境因子が関係しているんでしょうか？

熱尾　鋭いね．ある意味，確かに環境因子が関係していたんだ．実は何回目かの外来で，患者さん自身が感じている東京での非常に強いストレスを涙ながらに打ち明けてくれた．いろんな事情があってなかなか話せなかったらしいのだが，よく話してくれたと思うね．そんなわけで診断はこれだったんだ．

診断

▶ 心因性発熱

不明　えっ，心因性発熱って，そんなことでこんな高い熱が出るんですか？

熱尾　**急性のストレス反応では，ときに38℃以上出ても不思議ではないんだよ．でも一般的には慢性的なストレスによる微熱と倦怠感とで外来を受診するケースが多いね．**

不明　そうなんですね．この患者さんはどうなったんですか？

熱尾　抑うつ傾向も伴っていたので，選択的セロトニン再取り込み阻害薬（selective serotonin reuptake inhibitors：SSRI）を処方し，マネージャーを通してストレスの原因に対しての解決をできる範囲で試みてもらったんだ．その後は徐々に東京にいても発熱しなくなり，再び試合で

活躍できるようになったようだね．

不明　よかったですね．

心因性発熱の機序

熱尾　ところで，どうして心理的ストレスで発熱するのかわかるかい？

不明　……．

熱尾　では聞き方を変えようか．感染症などで炎症があるとなぜ発熱するんだい？

不明　え〜っと．確か，ある種の炎症性サイトカインが視床下部の発熱中枢を刺激するんじゃなかったんでしたっけ．

熱尾　その通り．少し詳しく言うと，マクロファージなどの炎症にかかわる細胞からIL-1やIL-6，TNF-αといった炎症性サイトカインが放出され，肝細胞に作用してCRPのような急性反応タンパクの合成を促進する．同時にこれらの**炎症性サイトカインは脳血管内皮細胞からプロスタグランジンE_2（PGE_2）の産生を促進し，それが視床下部に作用する**んだ．その結果，骨格筋を介したふるえ熱の産生促進，末梢血管収縮による放熱反応の抑制，求温行動などによる行動性体温調節反応の促進などが起こり，体温が上昇するんだ．

不明　なるほど．それで発熱時には体が震えたり寒気がして毛布がほしくなるんですね．

熱尾　一方，**心因性発熱の場合は，炎症性サイトカインとPGE_2の経路を介さずに，心理的ストレスが直接視床下部や脳内神経伝達物質の経路に作用し，交感神経系を亢進させ，体温を上昇させる**と言われているんだ[7]．

不明　それで，CRPは上がらないけれど体温は上がるんですね．

熱尾　そうだね．それにこの場合はPGE_2の経路を介さないから解熱薬としてのNSAIDsも無効なんだよ．**表4**に心因性発熱についての臨床上のポイントをまとめておいた[7,8]．**図4**も見ておいてほしいね．

診断へのアプローチ

表4 心因性発熱の臨床上のポイント

概念	客観的に測定される高体温で，器質的な発熱の原因が除外され，心理・社会的因子の関与を強く受けているもの
特徴	・一般に炎症反応の上昇を伴わず，NSAIDsが無効である ・重症感がないが抑うつ的であり，心理的ストレスを抱えている（急性，慢性を問わず） ・急性ストレス反応としては39℃以上出ることもあるが，外来でよく遭遇するのは，慢性ストレス反応による37℃台の微熱と倦怠感
対応	急性ストレス反応による発熱に対してはベンゾジアゼピン系の抗不安薬，慢性ストレス反応による発熱に対してはSSRIが効果がある場合もある

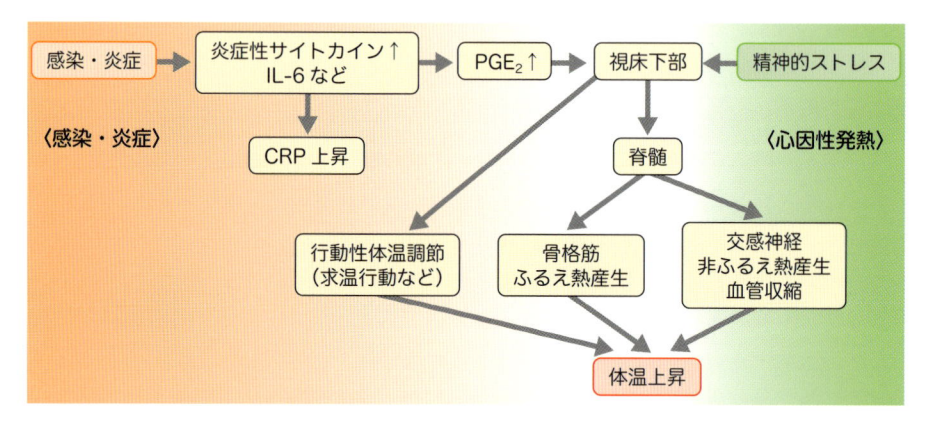

図4 感染・炎症による発熱反応と，心理的ストレスによる体温上昇の機序
（文献8を参考に作成）

最後に

不明 今日は少し勝手が違い戸惑いましたが，こんな不明熱もあるんですね．

熱尾 **不明熱を診るということは，ときとしてその人の人生と大きくかかわることになる**．それは感染症，膠原病，悪性腫瘍に代表される器質的疾患の場合のみならず，今回の3症例のように，心理・社会的要素の関与がきわめて大きい疾患の場合まで含まれる．**診療にあたっては，その覚悟をもって患者さんの前に立つことが大切**なんだよ．

不明　なんだかこういうケースは苦手だなあ．どうやって学んでいけばよいんでしょうか？

熱尾　理論を知ることは重要なことなんだが，実際は理屈通りいかないことの方が多い．やはり**経験深い指導医とともに，症例を1つ1つ積み重ねていくしかない**んだよ．また，**難しいケースに当たっても決して1人で悩まずに，職種や専門分野を超えて経験を共有し，チームでアプローチしていくという姿勢も重要**だね．

不明　なるほど．1人で悩む必要はないんですね．そう言われると気が楽になりました．よ〜し，明日からまた頑張ります！

＊今回の3症例についてはプライバシー保護のため，元の病歴や経過などを差しさわりのない範囲内で改変しています．

文 献

1) Savino AC & Fordtran JS：Factitious disease：clinical lessons from case studies at Baylor University Medical Center. Proc（Bayl Univ Med Cent），19：195-208, 2006
↑ 実際に経験された6例の虚偽性障害についてのケーススタディ．直面化の原則や倫理的問題にも触れてあり，一読の価値あり．

2) 木崎英介：虚偽性障害と詐病．臨床精神医学，38：1565-1571, 2009
↑ 虚偽性疾患の概念・病理・臨床的対応についてのレビュー．一読の価値あり．

3) 嶋田博之：詐病・虚偽性障害．診断と治療，95：2181-2185, 2007
↑ 詐病，虚偽性障害，ヒステリーなどの概念や臨床像の違い，鑑別，対応についてわかりやすく述べてある．

4) Huffman JC & Stern TA：The diagnosis and treatment of Munchausen's syndrome. General Hospital Psychiatry, 25：358-363, 2003
↑ Munchausen症候群についてのわかりやすい記載．医療チームの対応の原則などが書かれ，実践的．

5) Reich P & Gottfried LA：Factitious disorders in a teaching hospital. Ann Intern Med, 99：240-247, 1983
↑ 10年間での41人の入院での虚偽性障害患者のレビュー．そのなかで医療関係者は28人で看護師が15人を占めた．徴候としては敗血症が12人，治らない傷が8人，症状をつくり出す手段として汚染物質の注射が12人，薬の使用が10人，傷の悪化が7人であった．

6) Aduan RP, et al：Factitious fever and self-induced infection：a report of 32 cases and review of the literature. Ann Intern Med, 90：230-242, 1979
↑ 32人の詐熱患者の後ろ向きレビュー．実際の感染症の有無や背景となる精神疾患を含め，かなり詳しく分析されており興味深い．

7) 岡 孝和：ストレスと体温調節．心身医学，48：631-636, 2008
↑ 心因性発熱に関する研究についてのわが国の第一人者のレビュー．

8) 岡 孝和：不明熱．治療，91：111-114, 2009

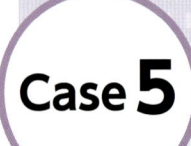

実践編 ケーススタディで身につける"13カ条の原則"による診断の進め方

Case 5 油断大敵！一難去ってまた一難

発熱と皮疹が続く31歳の男性

研修医（名前：不明嫌男）
熱尾先生，こんにちは．回が進むにつれて少しずつ筋道を追って考えられるようになってきました．今回も楽しみです．

指導医（名前：熱尾直志）
そうだね．大事なことは知識よりも考え方なんだ．楽しみながらやっていこう．

不明 ありがとうございます．では，いつものやつですね？

熱尾 その通り！ 例の『13カ条の原則』（p20）を確認してからはじめよう．今回も，非常に教訓的な症例だよ．ではまず病歴からだ．

Case 31歳，男性

現病歴1

3週間前から38度台の発熱あり．咽頭痛もあり，近医を受診し，咽頭炎との診断でロキソニン®とセフゾン®を出されて一時解熱するも，3日後に再び発熱．胸部X線上は異常なし．関節痛と皮疹が新たに出現．熱が下がらないとのことで当院を紹介受診となる．

熱尾 さて，この情報からはまず何を考える？

不明 そうですね．若い男性の発熱で，咽頭痛ということで，まずは呼吸器系の異常を疑います．頻度からしても感染症を考えたいのですが，胸部X線では問題ないとのことですね．皮疹が出ているのも気になりますが，抗菌薬による薬剤性の可能性も考えたいですよね．

熱尾 なるほど，君だったら次にどうしたい？

不明　この情報ではまだあまり絞り込めないので，さらに詳しい病歴をとりたいですね．咳や痰はないのか，どこの関節が痛いのか，皮疹はどのようなものなのか，発熱の詳しい経過や全身状態の変化，既往歴や生活歴などの背景情報をも含め，もう少し情報を集めないと話になりません．

熱尾　その通りだね．さらなる詳しい情報を聞いてみたよ．

原則その1　詳細な病歴をとり直せ

現病歴2

熱はほぼ毎日1日1回夜から朝にかけて38度から39度ぐらいまで上がるが，寒気はあまり感じない．咳や痰はないが喉は結構痛い．体中の筋肉がだるい感じで，両膝や右の手関節が時々腫れて痛みもある．左右の太ももと左前腕と背中に赤い皮疹が出現．少し痒みがあり，消えることはないが熱が高くなるとかなり目立ってくる．昼間は熱も下がり，比較的元気で食欲良好で体重も変わらず．周りに体調の悪い人はいない．海外も含め最近の旅行歴はない．虫刺されもない．仕事は会社の設計担当で，独身で最近の性交渉歴もない．今までに大きな病気はなく常用薬もない．

熱尾　さあ，どう考える？

不明　高い熱が続いているわりに元気そうですね．昼間は熱が下がっているからでしょうか．熱と多関節痛と皮疹とくれば，膠原病のような気もしてきますが，少し稀な感染症でもよいのかもしれませんね．

熱尾　そうだね．一度，表1に多関節痛と皮疹をきたす発熱疾患をまとめておこう．

不明　け，結構たくさんありますね….

熱尾　「発熱」「多関節痛」「皮疹」とくれば何らかの膠原病かと思うかもしれないが，実は鑑別は非常に広範にわたるんだ[1,2]．このような症例はさまざまな可能性を考えなければならないので，経験を重ねていくことにより，鑑別診断の力がしっかりとついてくるんだよ．

不明　やる気，出てきました！

熱尾　では，身体所見ではどんなところに気をつけたい？

🔍 原因検索の手がかり

表1　不明熱で「多関節痛」と「皮疹」があるときに考えるべき疾患 重要

	診断名
感染症	• 風疹　　　　　　　　　• 麻疹　　　　　　　　　• EBウイルス感染症 • サイトメガロウイルス感染症 • パルボウイルスB19　　• 手足口病　　　　　　• 単純ヘルペス感染症 • リウマチ熱　　　　　　• 猩紅熱　　　　　　　• マイコプラズマ • エルシニア　　　　　　• バルトネラ　　　　　• ボレリア • ツツガムシ病　　　　　• 日本紅斑熱　　　　　• Q熱 • 播種性淋菌感染症
膠原病	• SLE　　　　　　　　　• 成人発症Still病　　　• 皮膚筋炎 • MCTD　　　　　　　　• 血管炎を伴う関節リウマチ　• シェーグレン症候群 • 各種血管炎　　　　　　• 乾癬性関節炎 • 掌蹠膿疱症（SAPHO症候群）　　　　　　　• Behçet病 • Sweet病
悪性腫瘍	• 悪性リンパ腫（血管免疫芽球性T細胞リンパ腫など） • 成人T細胞白血病/リンパ腫
その他	• サルコイドーシス　　　• クリオグロブリン血症　• 結節性紅斑 • 自己炎症疾患（家族性地中海熱，TRAPS）　　• Castleman病 • 重症薬疹（DIHS, Stevens-Johnson症候群など）

SLE：systemic lupus erythematosus（全身性エリテマトーデス）
MCTD：mixed connective tissue disease（混合性結合組織病）
TRAPS：TNF receptor-associated periodic syndrome（TNF受容体関連周期性症候群）
DIHS：drug-induced hypersensitivity syndrome（薬剤性過敏症症候群）

不明　咽頭痛があるとのことで，喉の所見や頸部のリンパ節はしっかり診察したいですね．関節も関節そのものが痛いのか，その周りの腱の付着部などが痛いのかを診たいです．それと皮疹の所見は紅斑なのか紫斑なのか，あるいは発熱によって変化するのかなど，しっかり診てみたいですね．

熱尾　ほ〜．なかなかやるね．ではこんな感じだったんだ．

原則その2　**何度でも身体診察をくり返せ**

身体所見

血圧 116/68 mmHg，脈拍 110/分，呼吸数 18/分，体温 38.2℃
全身状態良好．眼瞼結膜蒼白なし．眼球結膜黄染なし．咽頭後壁に軽度発赤あり．甲状腺腫大なし．後頸リンパ節に腫脹あり（直径 1～2 cm の表面平滑で可動性良好，軽度圧痛あり）．頸動脈に雑音なし．腋窩リンパ節腫脹なし．心音正．心雑音なし．呼吸音清．副雑音なし．腹部平坦軟で圧痛なし．腹部血管雑音なし．両下腿に浮腫なし．神経所見異常なし．両手関節に軽度の熱感・腫脹・圧痛あり．両前腕部と左大腿部と背部に皮疹あり（図1，2）

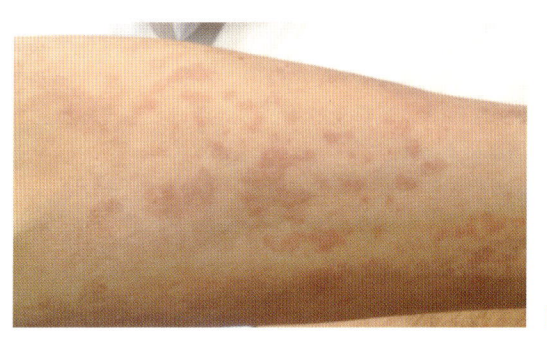

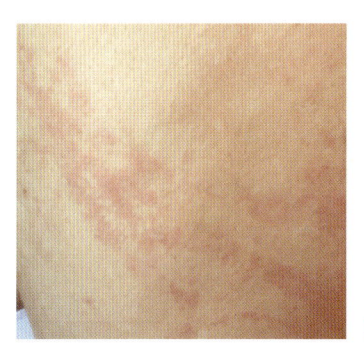

図1　前腕部皮疹

図2　背部の皮疹

熱尾　図1が前腕部の皮疹だよ．どうだい？

不明　え～っと，数mm大の不整形な丘疹状紅斑で一部融合傾向あり，という感じでしょうか．

熱尾　皮疹の評価は皮疹そのものの形態に加え，**全身性か局在性か，痛みや痒みを伴うか，などが重要**なんだが，不明熱の場合は，同部位の熱感や腫脹などの局所の炎症所見，発熱と皮疹出現のタイミング，薬剤との関

Case5　油断大敵！一難去ってまた一難　　115

係性などにも注意しておく必要があるね．

不明　熱があるときには結構赤く目立っていて，解熱時にも完全に消えることはないとのことでしたよね．少し痒みはあるけれど，膨隆疹じゃないから蕁麻疹とも違うなあ…．背中の皮疹（図2）は何か掻き傷が反応して膨れているようですね．

熱尾　これは掻爬（そうは）などの物理的な刺激によって皮疹を生じる"ケブネル現象"と呼ばれる反応で，乾癬などでもよくみられるね[3]．

不明　なるほど．これもただの掻き傷と考えちゃいけないんですね．

熱尾　さて，次は検査データだ．どんな検査データが気になる？

不明　感染症と膠原病はまず鑑別にあげたいので白血球数とその分画，他には抗核抗体もみてもいいかな？　それとフェリチン，赤沈，尿沈渣も調べたいですよね．

熱尾　チンチンチンだね．

不明　あえて言わなかったのに….

原則その7　チンチンチンと勝利の鐘の音（フェリチン，赤沈，尿沈査）

検査所見

WBC	12.2×10³/μL	GOT	28 IU/L
（Seg82.1％ Lym12.5％）		GPT	25 IU/L
Hb	13.0 g/dL	ALP	165 IU/L
Plt	243×10³/μ	LDH	258 IU/L
TP	6.5/dL	γ-GTP	44 IU/L
Alb	3.8/dL	CRP	16.68 mg/dL
GLU	116 mg/dL	赤沈	55 mm/時間
UN	6 mg/dL	フェリチン	4,349 ng/mL
Cre	0.8 mg/dL		
UA	4.3 mg/dL	抗核抗体	陰性
Na	137 mEq/L		
K	3.8 mEq/L	検尿	沈渣も含め異常なし
Cl	99 mEq/L		

不明　これは！ フェリチンの値が非常に高いですねえ．そうすると，あの病気で決まりですね！さすがチンチン….

熱尾　まあまあ，そんなにあわてない．君がどの疾患を考えているのかはだいたいわかるが，それは他の疾患をしっかり除外できたという条件の下で，はじめて考えるべき診断なんだ．

不明　そ，そうなんですか？で，でも….

熱尾　少し落ち着いて，今まで私と学んできたことを思い出してごらん．

不明　そうか．そのための13カ条でした．では，次は以下の方針で．

原則その3	前医からの抗菌薬はすべて中止せよ
原則その4	血培を2セットから3セット以上採取せよ
原則その5	まずはひとまず熱型観察
原則その6	解熱剤としてのNSAIDsは可能な限り使用するな

熱尾　いいぞ．その通りだ．

不明　でも，どこまでいろいろな可能性を除外するべきなんですか？ 他の疾患を疑いだしたらきりがないし….

熱尾　君の言うとおり，どれだけやっても完全に他の疾患を除外することはできないから，どこまで徹底的にやればよいのか迷うよね．さて，君ならばどこまでやりたい？

不明　う〜ん，そうですね．頸部のリンパ節が腫れているので，悪性リンパ腫や他の炎症性疾患の除外はしたいですし，深部膿瘍も否定できないので頸部から腹部までの造影CTまでは撮ろうかと思います．それに結核性リンパ節炎の可能性も考えて結核も除外しておきたいですよね．後は経胸壁心エコーも簡単にできるのでやっておきたいです．

熱尾　いいだろう．消化管の精査はどうする？

不明　年齢も比較的若く，食欲も良好で体重も変わらず，排便も問題ないとのことですから，胃カメラまではやりたいですが，便潜血が複数回陰性ならば大腸カメラはなしでもよいと思います．

Case5　油断大敵！一難去ってまた一難

熱尾　OK，妥当なところだね．

| 原則その8 | TスポットⓇ.TB（クォンティフェロンⓇ）も忘れずに |
| 原則その9 | 膿瘍除外の造影CT |

この時点での鑑別診断と方針

熱尾　その後，君の言うようにわれわれもいろいろと検査をしてみたが，腹部CTで脾腫が目立った以外はこれという有意な所見はなかったんだ．心エコーも問題なく，血培も3セット採取してすべて陰性だったね．入院後は解熱剤なしで経過を診ていたんだが，やはり1日1回程度38度から39度台の熱が出ており，関節の痛みと皮疹も改善していないね．さあ，君ならどうする？

不明　そうすると，やはりいよいよ…．でもこのときに大事なのは，何か仮説を立ててから治療介入をする，ということでしたよね．

熱尾　その通り！　仮説なき介入は百害あって一利なし．

不明　では，診断はあの疾患であると考えて，まずはNSAIDsを試してみたいです．例えばロキソニンⓇを毎食後に飲んでもらいますね．それで症状が改善しなかったら，そのときはステロイドを使ってもいいんですよね？　ちゃんと仮説があるのだから…．

熱尾　そうだ．あくまで診断が自分のなかで決まっているのであれば，自信を持って使用すればよい．実際この症例ではロキソニンⓇではすっきりと解熱しなかったので，プレドニンⓇを40 mgで開始したところ，すぐに解熱して関節炎と皮疹もすみやかに消失したんだ．

診断
▶ 成人発症Still病

不明　先生，最初からこの診断の見当がついていても，これだけの手段を踏まないといけないんですか？　それに，その割に診断を確定する決定的証

拠があるわけでもなくて，何となく曖昧な感じだなあ….

熱尾 うん，その感覚は理解できるね．**成人発症Still病では確定診断に結びつく病理像や画像所見が存在しないからそう思うのだろうが，だからこそ除外診断が重要**になるんだよ．どこまで除外をするべきかについては確かに難しいが，症例に応じて丁寧に除外を進めていけば，典型例であればそれほど診断に困ることはない．ただ表1に出したように，発熱，多関節痛，皮疹をきたす疾患は非常に多岐に渡るからね．他疾患の除外がしっかりとできていないうちから，都合のよい診断名として割と簡単にこの病名が付けられていることもあるので注意が必要だね．表2に成人発症Still病の臨床的なポイントをまとめてみたよ[4〜7]．

不明 診断基準としての決め手はあるんですか？

熱尾 いくつかの基準がつくられているけれど，表3（次ページ）に示した日本発のYamaguchiらの分類基準というのが有名で使いやすいよね[4]．これを用いるときも除外診断がきわめて重要になるんだが，**どこまで除外すべきかについては，最終的には患者を一番よく知っている主治医が責任を持って判断をするしかない**んだ．

⭐ 診断へのアプローチ

表2 成人発症Still病の臨床上のポイント[1]

発症年齢	20〜50歳代の発症が多いが，高齢発症の報告も増えてきている
臨床症状	● 高い熱のわりに全身状態は比較的良好（特に熱が下がっている時間帯） ● 発熱，咽頭痛（特に発症期），多関節痛，皮疹，白血球数増加（特に好中球数の増加），肝機能異常，脾腫，など
皮疹の特徴	リウマトイド疹と呼ばれる典型疹だけでなく，痒みの強い蕁麻疹様の皮疹を含むさまざまな非典型疹もとりうる
診断	除外診断がきわめて重要
治療	NSAIDs → ステロイド → ステロイド ＋ 免疫抑制薬 → 生物学的製剤の順に
検査値	フェリチン値が活動性の指標となるので，ステロイド減量の目安として有用
分類	1回の発症のみの「単周期全身症状型」，再発をくり返す「多周期全身症状型」，関節症状が慢性的に続く「慢性関節炎型」がある

表3 成人発症Still病の診断基準

Yamaguchiらの分類基準（1992）感度96％，特異度92％	
大項目	1. 39℃以上の発熱が1週間以上続く 2. 関節症状が2週間以上続く 3. 定型的な皮膚発疹 4. 80％以上の好中球増加を伴う白血球増多（10,000/mm^{3}以上）
小項目	1. 咽頭痛 2. リンパ節腫脹あるいは脾腫 3. 肝機能障害 4. リウマトイド因子陰性および坑核抗体陰性
除外項目	Ⅰ. 感染症（特に敗血症，伝染性単核球症） Ⅱ. 悪性腫瘍（特に悪性リンパ腫） Ⅲ. 膠原病（特に結節性多発動脈炎，悪性関節リウマチ）

- 2項目以上の大項目を含む総項目数5項目以上で成人発症Still病と分類される
- ただし，除外項目は除く

（文献4より引用）

原則その12　最終的には主治医が総合的に判断すべき

熱尾　何度も言うようだが，くれぐれもまだ自分の中で除外診断ができていないときに，ステロイドを中途半端な気持ちで使わないように．**仮説なき介入からは正しい道筋は決して見えてこない．効果の有無にかかわらず，その先どうすればよいのか路頭に迷うことになる．状態がある程度落ち着いているのであれば，焦らないでじっくり行くことが大切**だ．

原則その13　医療者の焦りが病態を複雑にする．急がば回れとはこのときのためにあることを知るべし

不明　先生，よかったですね．成人発症Still病は基本的に悪性疾患ではないし，予後も良好ですから後は安心ですよね．

熱尾　私もそのときはそう思っていたんだよね．

不明　えっ，でも診断もついて治療もうまくいったから，後はステロイドを

減量していくだけですよね….

熱尾 ところが，そうとばかりは言えなかったんだ．まあ，次の話をしていこうか．

その後の話

現病歴3
退院後は外来にて，順調にステロイドを20 mg/日まで減量していたが，約1カ月後に再び40度の発熱が出現．ステロイドを初期量まで増量するも解熱せず，救急外来を受診．

熱尾 さあ，君ならどうする．何が起きていると考える？

不明 う〜ん，1つの病気を診ているのだから，何か別のことが起きたと考えるよりは，元の病気が悪くなったと考える方が自然ですよね．やはり成人発症Still病の悪化でしょうか？他の可能性としては，ステロイド内服中なので感染症の併発も考えておかないといけないですよね．まずは診察して全身の所見を確認したいです．

熱尾 そうだね．そのときこんな感じだったんだ．

原則その2　何度でも身体診察をくり返せ

身体所見
血圧110/72 mmHg，脈拍132/分，呼吸数28/分，体温40.2℃
全身状態衰弱．眼瞼結膜蒼白なし．眼球結膜黄染なし．後頸リンパ節に腫脹あり（直径1〜2 cmの表面平滑で可動性良好，軽度圧痛あり）．頸動脈雑音なし．腋窩リンパ節腫脹なし．心音正．心雑音なし．呼吸音清．副雑音なし．腹部平坦軟で圧痛なし．腹部血管雑音なし．両下腿に浮腫なし．神経所見異常なし．関節の腫脹・圧痛なし．皮疹は確認されず．

不明 かなり調子が悪そうですよね．でも今回は関節痛や皮疹が出ていないんですよね．

熱尾 いいところに気がついたね．一般的に疾病の再燃時は初発時と同じような徴候が出現することが多いんだが，このときは少し違ったんだ．少し違う病態が隠れている可能性も否定はできないね．ちなみに検査データはこれだ．さあ，何か気がつくことはないかい？

検査所見

WBC	$2.2 \times 10^3/\mu L$	K	3.9 mEq/L
	(Seg80.2% Lym15.0%)	Cl	97 mEq/L
Hb	15.7 dL	GOT	810 IU/L
Plt	$8.5 \times 10^3/\mu$	GPT	691 IU/L
TP	6.5/dL	LDH	4,099 IU/L
Alb	3.7/dL	ALP	1,172 IU/L
GLU	104 mg/dL	γ-GTP	568 IU/L
UN	16 mg/dL	CRP	1.17 mg/dL
Cre	1.0 mg/dL	赤沈	10.6 mm/時間
UA	5.2 mg/dL	フェリチン	150,566 ng/mL
Na	132 mEq/L	検尿	沈渣も含め異常なし

不明 これは，確かにフェリチンの値が非常に高いですが，でも何かおかしいですね．なんだろう…．

熱尾 さきほど成人Still病の臨床のポイントをあげたが，覚えているかい？

不明 そうか！ 白血球数ですか？

熱尾 その通り．成人発症Still病では白血球数，特に好中球数の増加は活動時には必須と言われている．でもこれは．

不明 むしろ下がっています．フェリチンは著しく上がっているのに？ もしかして…．

熱尾 その推論は正しいね．よく見ると白血球数のみならず血小板数も下がっているよね．よって，次にするべきことは当然これなんだ．

原則その11 これと思えば逃さず生検

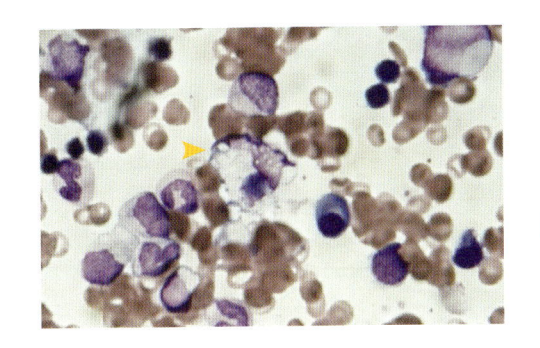

図3 骨髄所見
骨髄像は全体的にやや低形成で，マクロファージによる血球の貪食像あり（▶）

診断

▶血球貪食症候群（hemophagocytic syndrome：HPS）

不明 なんと！ この疾患の名前は聞いたことはあるんですが….

熱尾 血球貪食症候群は遺伝素因を持つ一次性（家族性）のものと，基礎疾患に併発する二次性（反応性）のものがあるけれど，不明熱の診療をするときには忘れてはいけない病態だね．高サイトカイン血症によりマクロファージの異常活性化が起こり，自己の血球が貪食され臓器障害を起こす病態なんだが，体のなかでサイトカインの嵐が吹きまくっている状態とも言えるね．こうなったら，とにかくどんな手を使ってでもその嵐を吹き止めなければ，命にかかわってくるんだよ．成人発症Still病は膠原病の中ではSLEとともに血球貪食症候群を併発しやすい疾患の1つでもあり，経過を慎重に見ていく必要があるんだ[8]．

不明 そうなんですね．油断大敵でしたね….

熱尾 この症例ではすぐにステロイドのパルス療法を行い，なんとかこの状態を脱することができた．その後成人発症Still病に対しては，メソトレキセートを加えてステロイドの減量も可能となり，数年の経過を経て治癒に至ったんだ．**表4**に血球貪食症候群の臨床上のポイントをまとめておいたよ[9)10)]．

　不明熱をきたすような疾患は，今回のようにいったん診断がついて治療を開始した後でも，経過途中で再び何らかの症状が出現することがよくあるんだ．そんなときに考えなければならないことを，**表5**としてまと

診断へのアプローチ

表4　血球貪食症候群の臨床上のポイント

基礎疾患	二次性HPSでは「感染症」「悪性リンパ腫」「自己免疫疾患」が主
症状	発熱，汎血球減少，肝脾腫，肝機能障害，高フェリチン血症，高LDH血症，凝固能異常などが特徴的
診断	いくつかの診断基準があるが，進行性の血球減少があり，骨髄像で血球貪食が確認されれば，臨床的にはこの状態と考え迅速な対応が必要
治療	二次性HPSでは，基礎疾患の治療と支持療法に加え，高サイトカイン血症に対しては，ステロイド（パルス）を中心として，病態に応じてシクロスポリン，エトポシド，γグロブリン大量療法などが使用される

めてみた．この中の①が最も多いパターンだけど，②，③もときに起こりえるね．

不明　こんな場合もいろいろなパターンを考えないといけないんですね．

熱尾　このときに大切なのは，**最初の診断時にいかに患者をしっかり診て正しく評価できているかどうか**，ということなんだ．**治療開始後は基礎疾患の徴候はある程度修飾されてしまうけれど，表中の①のように再燃となれば最初の診断時の徴候と同様の事態が起こってくることが多い**．基礎疾患の治療中にどの疾病が併発しやすいのかなど，途中で起こりうる病態の可能性をしっかりと意識して，その眼を持って経過を診ていくことだね．それによって，もし仮に何か起きても迅速に対応することができるんだ．

最後に

熱尾　今回の症例はどうだった？

不明　そうですね．確定診断のための絶対的な要件がないときの診断の難しさと，除外診断の重要性を改めて意識させられました．また一度診断したらそれでOKというわけではなく，治療経過の途中で何か起こったときにしっかり判断できる眼が必要だということもわかりました．

熱尾　素晴らしい！最近言うことも少し違ってきたね．不明熱をきたす疾患のなかには治療後の経過も一筋縄ではいかないものもあるので，常に広い視野と深い考察を持って診ていくことが大切だね．

診断へのアプローチ

表5　不明熱の治療開始後に症状が悪化したときに考えるべきこと　**重要**

推測される病態	疑うべき徴候例	臨床例
①基礎疾患の再燃	炎症反応など病勢を表す指標が徐々に増悪し，基礎疾患発症時と同様の徴候が出現	成人発症Still病，血管炎などのステロイド減量中に発熱・皮疹の再出現，など
②基礎疾患に関連して別の疾患が併発	基礎疾患発症時と異なる徴候が出現	SLE治療中に発熱・汎血球減少・肝機能障害で血球貪食症候群，皮膚筋炎治療中に体重減少で大腸癌発症，など
③基礎疾患の治療に関連して別の疾患が併発	基礎疾患発症時と異なる徴候が出現 免疫抑制薬・ステロイド・抗菌薬など使用中	メソトレキセートによるリンパ関連疾患，ステロイド糖尿病，免疫抑制状態でのPCP肺炎，抗菌剤関連性腸炎，など
④基礎疾患と関連がないと思われる別の疾患が併発	上記①〜③が除外できる場合	結核治療中の脳梗塞，Behçet病治療中の肺癌，など

PCP：pneumocystis pneumonia（ニューモシスチス肺炎）

実践編

不明　ありがとうございます．最近先生に結構ほめられているような気がするなあ…．

熱尾　気がするんじゃなくて，結構ほめているよ．

不明　えっ！いやいや，それこそ油断大敵．気を引き締めてこれからも精進します！

文　献

1) Rice PA, et al：Case 44-1993：A 39-year-old man with fever, polyarthralgia, and purpuric skin lesions. N Engl J Med, 329：1411-1416, 1993
    ↑ 私が卒後3年目のときに出合ったNEJMのケーススタディ．これで鑑別診断の面白さと奥深さにはまった．発熱・多関節痛・皮疹をきたす症例をもとに議論が自在に展開されるが，20年以上たった今もこの価値は変わらない．

2) Levin J, et al：Skin disorders with arthritis. Best Pract Res Clin Rheumatol, 20（4）：809-826, 2006

↑ 関節炎と皮疹をきたす疾患は多いが，皮膚科医からの立場から注目すべき疾患に焦点を絞って書いてあり，興味深い．

3）Weiss G, et al：The Koebner phenomenon：review of the literature. J Eur Acad Dermatol Venereol, 16：241-248, 2002

↑ ケブネル現象についての優れたレビュー．この現象が決してある疾患に特異的に見られるものでないことがわかる．一読の価値あり．

4）Yamaguchi M, et al：Preliminary criteria for classification of adult Still's disease. J Rheumatol, 19：424-430, 1992

↑ 成人発症Still病の診断に関する歴史的な論文．Yamaguchiの分類はあまりにも有名．2つの大項目を含む5つの項目を満たせば感度96.2％，特異度92.1％であるが，この疾患自体が稀であり，あくまで除外診断が重要．

5）Fautrel B, et al：Proposal for a new set of classification criteria for adult-onset still disease. Medicine, 81：194-200, 2002

↑ 成人発症Still病に関する診断のジレンマに挑んだ意欲的な論文．Fautrelが提唱した新たな基準はフェリチンの値と糖鎖を組み込み，除外診断をすることなく感度80.6％，特異度98.5％．成人発症Still病では細胞崩壊により細胞内から放出された非糖鎖フェリチンの割合が増加するので糖鎖フェリチンの割合がフェリチン全体の20％未満となる一方，感染症や悪性腫瘍では糖鎖フェリチンの割合が20～40％とされていることがその理論的背景．ただし糖鎖フェリチンの測定は一般的な検査ではないのが問題．

6）Efthimiou P, et al：Diagnosis and management of adult onset Still's disease. Ann Rheum Dis, 65：564-572, 2006

↑ 成人発症Still病に関するレビューでよくまとまっている．ちなみに上記のFautrelの診断基準とYamaguchiおよびCushによる3つ診断基準の比較についても言及．

7）Crispín J C, et al：Adult-onset Still disease as the cause of fever of unknown origin. Medicine, 84：331-337, 2005

↑ こちらも成人発症Still病の除外診断なしでの新たな診断基準に関する論文．スコアリングを用いるのが特徴で，滑膜炎10点，咽頭痛7点，発疹5点，脾腫5点，好中球増多18点で計45点中30点以上あれば，特異度98％で成人発症Still病と診断できる．

8）Arlet J B, et al：Reactive haemophagocytic syndrome in adult-onset Still's disease：a report of six patients and a review of the literature. Ann Rheum Dis, 65：1596-1601, 2006

↑ 成人発症Still病を基礎疾患としての血球貪食症候群の発症に関する18年間52例のコホート研究をもとにした論文．症状としては発熱，肝脾腫，リンパ節腫脹，汎血球減少，著しい血清フェリチン上昇，糖鎖フェリチン割合の低下（20％以下），トリグリセリド上昇，肝酵素上昇を伴うことが多く，フェリチン高値とハプトグロビン低値が血球貪食症候群を発症する有意な予測指標になりうる．

9）Kumakura S, et al：Autoimmune-associated hemophagocytic syndrome. Mod Rheumatol, 14：205-215, 2004

↑ 自己免疫疾患関連の血球貪食症候群に関する日本の第一人者によるレビュー．

10）熊倉俊一：HPSの病態・診断・治療．日本血栓止血学会誌，19：210-215，2008

↑ 9）の著者による邦文総説．簡潔かつわかりやすく解説してある．

実践編　ケーススタディで身につける"13カ条の原則"による診断の進め方

Case 6 検査も大事だが、やはりこれが1番重要

発熱と皮疹に悩まされるも地域性がヒントとなり診断がついた62歳男性（他2例）

研修医（名前：不明嫌男）
熱尾先生，こんにちは．"不明熱"の診療に少しずつ自信がついてきました．最近ほめられてもいるし．

指導医（名前：熱尾直志）
ほめて育てる．おだてて育てる．

不明　えっ！ 何ですって？

熱尾　いや，なんでもないよ（笑）．では今日も13カ条の原則（p20）を確認してからはじめよう．

熱尾　今回は厳密にいうと不明熱の定義には当てはまらないかもしれないけれど，総合診療科や感染症科など発熱疾患を扱う部門であれば，どこかで目にするようなケースを3例用意してみた．どれも非常に興味深い症例だよ．ではまず1例目だ．

Case① 62歳，男性

現病歴1

約10日前から38度台の発熱あり．市販のかぜ薬を内服するも熱は下がらず，5日前から両下肢に皮疹が出現．近医を受診し，ロキソニン®と抗菌薬（詳細不明）を出されるも3日前から皮疹が全身に広がる．その日からロセフィン®を外来で連日投与されるも解熱せず，救急車にて当院に搬送される．

熱尾　さて，ここからはまず何を考える？

不明　そうですね．10日前からの熱ということから，比較的急性なのでやはり感染症を第一に考えますね．皮疹に関してはこの場合だと，感染症そのものによるものか，薬剤性なのか，どちらもありえると思います．後はそれ以外の症状がないかどうか，既往歴と現在の投薬歴，それに渡航歴や周囲の人で同じような症状の人はいないかなどの詳しい病歴を聞きたいです．

熱尾　さすがだね．ではさらなる詳しい情報だ．

> **原則その1**　詳細な病歴をとり直せ

> **現病歴2**
> 高血圧症と高尿酸血症があり，ディオバン®，ウラリット®を飲んでいる．職業は事務職で，飲酒歴はなく，喫煙歴は42歳まで約20年間×20本/日．比較的元気で食欲良好で体重も変わらず．周りに風邪をひいたり体調の悪い人はいない．4年前に台湾に旅行に行った後は渡航歴はない．麻疹，風疹の既往はある．

熱尾　さあ，これでどうだい？

不明　海外に行ってもいないし，事務職となれば，それほど外部の人との接触もなさそうですよね．ロセフィン®を3日間使用しても熱が全く下がらないということは，感染症ではないのか，感染症であったとしてもβラクタム系が無効な感染症なのか，どちらかでしょうね．前回の症例は確か発熱と皮疹と関節痛でしたが，今回は関節痛はないんですよね．まず，どんな皮疹か診てみたいですね．

熱尾　よし．では身体所見にいこうか．

> **原則その2**　何度でも身体診察をくり返せ

> **身体所見**
>
> 血圧138/77 mmHg, 脈拍115/分, 呼吸数22/分, 体温39.5℃
> 全身状態良好. 眼瞼結膜蒼白なし. 眼球結膜軽度充血あり. 咽頭後壁発赤なし. 甲状腺腫大なし. 頸部・腋窩・鼠径リンパ節に有意な腫脹なし. 頸動脈に雑音なし. 心音正. 心雑音なし. 呼吸音清. 副雑音なし. 腹部平坦軟で圧痛なし. 腹部血管雑音なし. 両下腿に圧痕性浮腫あり. 神経所見異常なし. 関節の腫脹発赤圧痛なし. 両側大腿部を中心に四肢体幹にびまん性に数mm大の不整形な丘疹状紅斑が拡がり一部融合傾向あり. 手背には散在性に数mm大の紫斑あり（図1, 2）.

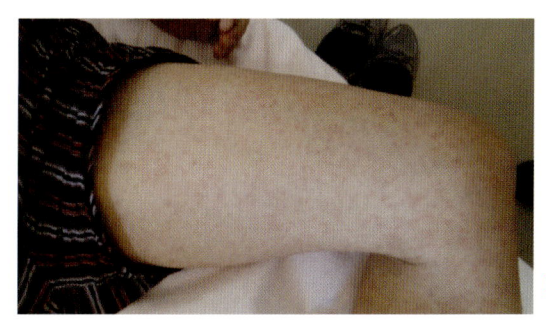

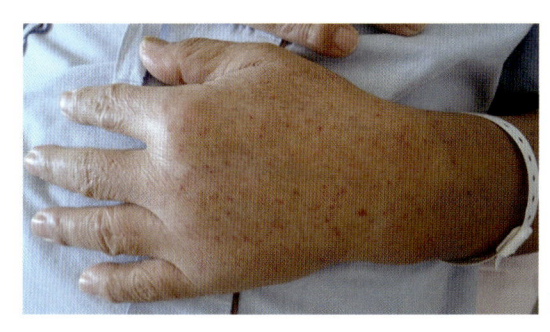

図1　左大腿部の皮疹

図2　左手背部の皮疹

不明　皮疹は結構全身に広がっていますね．手背は紫斑ですか，つまりこの赤味は圧迫しても消えないということですね．麻疹や風疹の既往もあるということなんですよね．既往があっても抗体価が低下していることがあるから可能性はないとは言えないけれど…．う〜ん，これは困ったなあ…．ひとまず何らかのウイルス感染を疑いますが，鑑別が絞れないので，どうしても次に血液検査をしてみたくなってしまいます．

Case6　検査も大事だが，やはりこれが1番重要

熱尾 なるほど．もちろん特殊な検査でなければ血液検査も基礎資料として扱っても構わないよ．ただし検査をする前に何を見たいのか，それはいつも意識しておいてほしいね．

不明 そうですね．特に見たいのは白血球数とその分画，肝酵素の値，炎症反応，それと後はいつものやつです．

原則その7　チンチンチンと勝利の鐘の音（フェリチン，赤沈，尿沈査）

検査所見

WBC	9.1×10³/μL （Seg82.1％ Lym12.5％）		
Hb	13.3 g/dL	GOT	65 IU/L
Plt	110×10³/μL	GPT	43 IU/L
ALP	187 IU/L	LDH	399 IU/L
TP	6.3/dL	γ-GTP	52 IU/L
Alb	3.3/dL	CRP	17.2 mg/dL
GLU	98 mg/dL	赤沈	62 mm/時間
UN	20 mg/dL	フェリチン	342 ng/mL
Cre	1.3 mg/dL		
UA	5.3 mg/dL	抗核抗体	陰性
Na	129 mEq/L		
K	3.5 mEq/L		
Cl	100 mEq/L		

〔尿検査〕

比重	1.024	沈渣	
pH	6.0	赤血球	8〜10/HPF
タンパク	2＋	白血球	1/2HPF
糖	—	扁平上皮	1/5HPF
ケトン体	2＋	移行上皮	1〜2/HPF
潜血	2＋	変形赤血球	2＋
亜硝酸塩	—	硝子円柱	2/WF
白血球	—	顆粒円柱	3/WF

熱尾 検査データでは何か気になるところはあるかい？

不明　炎症反応が上がっていることに加え，尿沈渣が結構いろいろ出ていますね．

熱尾　そうだね，尿沈渣の意義を確認しておこうか．覚えているかい？

不明　確か変形赤血球は糸球体障害，硝子円柱はえっ〜と…．

熱尾　**尿沈渣はどうしてそれができるかを理解しておけば，解釈はそれほど難しくないね．変形赤血球は障害を受けた糸球体から押し出されてくるので，そのときの機械的なダメージと尿細管での急激な浸透圧変化を受けて変形すると言われている．**君の言うように糸球体の障害を意味するんだ[1]．硝子円柱は尿細管を鋳型として尿細管上皮から分泌されるムコタンパクと血漿タンパクであるアルブミンが固まったもので，少数であれば正常でもよくみられるね．**顆粒円柱はそこに何らかの細胞成分が混入して変性したものだから，活動性のある糸球体疾患の存在を示唆する**んだ．タンパク尿やケトン体は発熱時や全身状態不良時にもみられることがあるけれど，尿沈渣の結果を含めて考えれば，腎実質の何らかの障害を考慮したいよね．少し経過を追っていく必要があるね．

不明　なるほど．では以下の方針でひとまず経過を診ることにします．

原則その3	前医からの抗菌薬はすべて中止せよ
原則その4	血培を2セットから3セット以上採取せよ
原則その5	まずはひとまず熱型観察
原則その6	解熱薬としてのNSAIDsは可能な限り使用するな

不明　ただここまではいいんですけれども，次の手がかりが…．

熱尾　検査をしてもはっきり診断がつかない場合はどうするんだった？

不明　あ，病歴に戻る，だったかな…．

原則その1	詳細な病歴をとり直せ

熱尾　その通り．この人の病歴をさらに聴いてみたんだ．すると自宅は名古

屋市で事務職なんだが，休みの日は家の手伝いをするために実家に結構帰っているということがわかったんだ．実家のある地域は海と山に囲まれて，実家に戻ったときは山にも日常的に入っているそうだ．

不明　えっ，では野生動物にも接触があるんですかね？

熱尾　それは直接にはなかったようだけど，木が多いので虫にはよく刺されていたらしいね．それとこの人の実家なんだが，愛知県の隣の三重県の南部なんだよね．

不明　三重県は確かに隣ですが？

熱尾　いや，そうじゃなくて，何か引っかからないかい？

不明　……．

熱尾　では，これはどうだい．体の隅々までよく診たら担当医が下肢にこんなものを見つけたんだよ（図3）．

不明　こ，これは，刺し口？？

> **原則その2**　何度でも身体診察をくり返せ

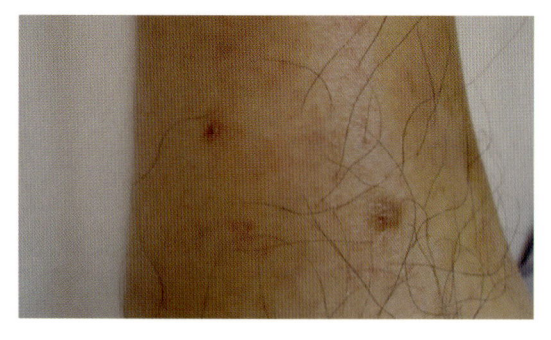

図3　左下腿

この時点での鑑別診断と方針

不明　で，どうしたんですか？

熱尾　この時点で，ダニ咬傷によるリケッチア感染を疑い，ミノマイシン®200 mg/日の点滴を開始し，シプロキサン®800 mg/日の内服も加えたん

だよ．すると次の日からすみやかに解熱し，全身状態も急激に改善して，炎症反応と尿の所見も正常化したんだ．血液検体と図3に示した何かの刺し口と思われる痂皮を三重県保健環境研究所に送付して調べてもらったところ，残念ながら痂皮からは何も出なかったんだが，血液のPCRで*Rickettsia japonica*が陽性と判明した．また，*Rickettsia japonica*に対するペア血清での抗体価も受診当初はIgG 80倍，IgM 20倍だったんだが，2週間後にはIgG 320倍，IgM 80倍と上昇していたんだ．

診断

▶ 日本紅斑熱

不明 そうか！これがそうなんですね．でもこの尿の所見はどう解釈したらよいんですかね？

熱尾 **全身的な影響が強い感染症の中には，時々このような腎障害を併発するものがある**んだ[2]．免疫反応が惹起されて血管炎のような病態を引き起こし，糸球体の血管や基底膜に影響を及ぼして，急性腎炎のような状態が起こっていた可能性があるよね[2,3]．

不明 なるほど．そうなるといろんな臓器に影響があってもいいわけですね．確かつつが虫病もリケッチア感染ですよね．臨床的に区別は可能なんですか？

熱尾 個々の症例となると難しいね．ただしどちらも疑った時点からテトラサイクリン系の抗菌薬を使用するので，治療としては基本的には変わらない．でもこの2つは疫学的視点では，興味深い違いがあるよね[4,5]．まずは地域性で，大まかに言ってしまえば日本全体に広がっているのか西日本が主なのかに分かれる．それに好発時期も少しずれているんだ．次ページの図4と図5を見てごらん．その違いが結構はっきりしているだろう？表1でも比較をしておいたので見ておいてほしいね．

このような地域性のある特殊な感染症は，知っているか知っていないかで診断の難易度が大きく変わってくる．不明熱を扱うのであれば，こんな疾患も頭に入れておく必要があるよね．表2に日本紅斑熱の臨床上のポイントをまとめておいた[4-6]．国立感染症研究所の発生状況に関するページも時々チェックしておくといいよ．

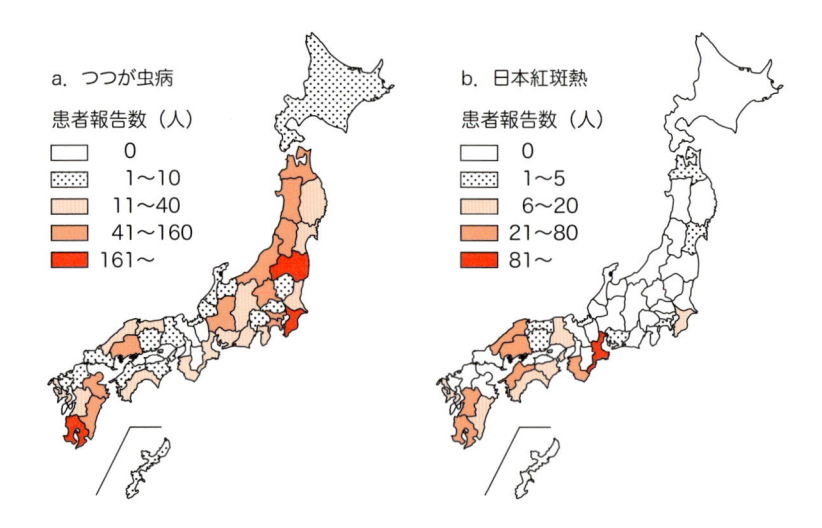

図4 つつが虫と日本紅斑熱患者都道府県別発生状況（2006～2009年）
感染症発生動向調査：2010年3月17日現在報告数
(国立感染症研究所，IASR，http://idsc.nih.go.jp/iasr/31/363/graph/f3632j.gif http://idsc.nih.go.jp/iasr/31/363/graph/f3633j.gifより引用)

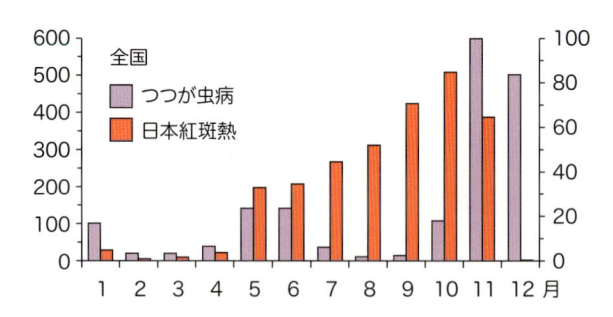

図5 つつが虫病と日本紅斑熱患者月別報告数（2006～2009年）
感染症発生動向調査：2010年3月17日現在報告数
(国立感染症研究所，IASR，http://idsc.nih.go.jp/iasr/31/363/graph/f3632j.gif http://idsc.nih.go.jp/iasr/31/363/graph/f3633j.gifより引用)

表1 つつが虫病と日本紅斑熱との比較

	つつが虫病	日本紅斑熱
病原リケッチア	*Orientia tsutsugamushi*	*Rickettsia japonica*
潜伏期	10〜14日	2〜10日
好発時期	秋〜春（新型），夏（古典型）	4〜10月
紅斑	体幹に多く，皮下出血少ない 掌蹠に紅斑はみられない	四肢に多い傾向 掌蹠にも紅斑出現
刺し口	10 mm前後と大型	5 mm程度と小型
リンパ節腫脹	全身性	局所性

診断へのアプローチ

表2 日本紅斑熱の臨床上のポイント

概要	● マダニ類の刺咬により感染するリケッチア感染症．2〜10日の潜伏期を経て，頭痛，発熱，悪寒戦慄が急激に出現．高熱，発疹，刺し口が3徴候．急性期には39〜40℃以上の弛張熱を伴う．4類感染症 ● 三重県南部は高浸淫地域として有名
診断	● 確定診断は，血液・病理組織からの病原体の検出やPCRまたは血清IgM抗体やペア血清で行う
治療	● テトラサイクリン系抗菌薬が第一選択薬だが，重症例ではニューキノロン併用が推奨されている ● 通常，治療開始後48時間以内に解熱し症状は改善するが，解熱に7日以上かかる例もあり，重症化するとDIC，多臓器不全などで死亡例もあり，早期診断と適切な治療が重要

不明 いや〜．これは本当に勉強になりました．

熱尾 よし，では次の2例目だ．

Case ② 27歳，男性

現病歴1

4月にタイに旅行．10日間滞在しており，現地で入れ墨を入れた．11日目に帰国．帰国直後から39度の発熱と咽頭痛が出現．近医受診し，フロモックス®を処方される．今までも何回か入れ墨を海外で入れたことがあり，その後発熱をすることもあったので，今回もあまり気にせずにいたが，数日経っても解熱せず全身倦怠感が強く，背中と全身の痛みを自覚．下痢と嘔吐も出現したため当院受診となる．咳や痰，排尿時痛や頻尿，残尿感はない．

不明　これはぜひ詳細に病歴を聞きたいですよね．食べ物や現地での行動，予防接種歴や蚊に刺されなかったかとか．性交渉歴も大事だと思います．でも少し聞きにくいなあ…．

熱尾　君ならどうやって聞く？

不明　そうですね．例えば，あなたの病気を診断し治療するにあたり，大変重要なことなので，このような話は少し言いにくいかもしれませんが，すべて正直に話していただきたいのですが…なんて感じでしょうか？

熱尾　合格だ．**可能な限り詳細に聞くことが大事だけれど，どんな場合にでも配慮が必要**だからね．

原則その1　**詳細な病歴をとり直せ**

現病歴2

食べ物はあまり気にせずに屋台でも食べていたが，生水は直接飲んでいない．一緒に行った友人も同様の行動をしたが症状は出ていない．過去の予防接種歴は不明で今回渡航にあたっては新たに受けていない．現地で不特定多数と性交渉歴あり，コンドームは使用していたがオーラルでの行為はあった．バイセクシャルではなく肛門性交はしていない．都市部の移動であり，山や森や川には行っていない．ちょうど雨期の開始時期で例年より早く蚊が大発生しており大量の蚊に刺された．動物や鳥とは接触していない．

熱尾　さあ，これでどうだい？

不明 なるほど．この状況であれば，やはりまずは急性肝炎や胃腸炎にSTDなどの感染症を考えたいですね．後は蚊によって媒介される疾患でしょうか？

熱尾 そうだね．**単なる海外に行ったという情報だけではなく，現地の状況はどんなふうであって，誰とどこで何をした，という詳細な情報が非常に重要**なんだよね．身体所見では何を診たい？

不明 胸腹部の所見に加えて，黄疸や皮疹があれば何か手がかりになりそうですね．後はリンパ節や肝脾腫のチェックもしたいです．

原則その2　何度でも身体診察をくり返せ

身体所見

血圧123/76 mmHg，脈拍110/分，呼吸数26/分，体温39.5℃，SpO$_2$ 95％

全身状態やや不良．眼瞼結膜蒼白なし．眼球結膜黄染なく軽度充血あり．咽頭後壁に発赤あり．扁桃腫大なし．甲状腺腫大なし．後頸リンパ節に数個腫脹あり（直径1～2 cmの表面平滑で可動性良好，圧痛あり）．頸動脈に雑音なし．腋窩リンパ節腫脹なし．心音正．心雑音なし．呼吸音清．腹部平坦軟で圧痛なし．腹部血管雑音なし．肝脾腫なし．肝の叩打痛軽度あり．四肢に軽度浮腫あり．神経所見異常なし．全身と四肢に淡い紅斑がびまん性に広がり融合傾向あり（図6）．手掌にも一部紅斑認める．下肢に多数の蚊刺傷あり．四肢に筋の把握痛あり．

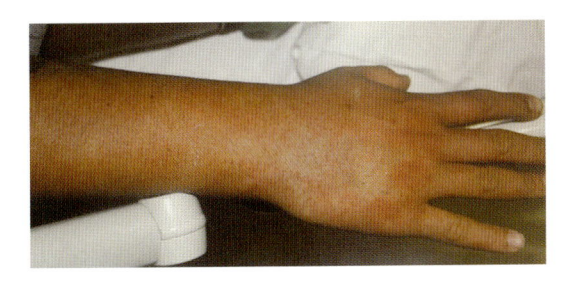

図6　前腕の紅斑

Case6　検査も大事だが，やはりこれが1番重要

不明　やはりここでも皮疹ですね．先ほどの皮疹よりはどちらかと言えば，全体に赤いという感じだなあ．黄疸は今のところはなさそうですね．後は比較的徐脈とまでも言えない感じだし…．まあひとまずはいつもの方針で行くとしましょうか？

> **原則その3**　前医からの抗菌薬はすべて中止せよ
> **原則その4**　血培を2セットから3セット以上採取せよ
> **原則その5**　まずはひとまず熱型観察
> **原則その6**　解熱薬としてのNSAIDsは可能な限り使用するな

熱尾　そうだね．まずはこれでいいだろう．ただ問題は検査だね．君ならどうする？

不明　一般的な血液検査に加え，A型，B型，C型の肝炎，HIV検査，それとチフスや赤痢の可能性もあるので血液培養に加えて便培養かなあ．

熱尾　悪くないけれど，今あげたような急性肝炎を疑うには少し潜伏期が短すぎるかもしれないね．また便培養もいいけれど，**便のグラム染色やメチレンブルー染色で便中白血球を見るのも役に立つよ．便中白血球が認められれば大腸侵襲型の下痢が示唆される**ので，赤痢なども考えないといけないけれど，一般的なウイルス感染症やコレラなどに伴う下痢は小腸型なので，便中白血球は検出されてこないんだ[7]．

不明　細菌の推定はできないんですか？

熱尾　キャンピロバクターなどの形態的に特徴的な細菌による腸管感染症であれば便のグラム染色で見つけられるけれど，それ以外は難しい．後は便中のアメーバ赤痢やジアルジアなどの原虫も顕微鏡で確認できるんだが，これは結構熟練が必要だね．それより，顕微鏡と言えば，何か忘れていないかい？

不明　え〜っと，そうだ．**マラリアを除外するために，赤血球を顕微鏡で調べる必要がありましたね．**

熱尾　そうだ．他の疾患ももちろん大事だが，マラリアだけは決して見逃してはいけない．初診で見逃されて致命的な予後をたどる可能性のある

疾患だからね．

検査所見

WBC	6.8×10³/μL	GOT	480 IU/L
	（Seg52.9.1％ Lym44.8％）	GPT	395 IU/L
Hb	20.5 g/dL	ALP	248 IU/L
Plt	53×10³/μL	LDH	1487 IU/L
TP	7.1/dL	γ-GTP	395 IU/L
Alb	3.9/dL	T-BiL	1.3 mg/dL
GLU	102 mg/dL	CRP	2.03 mg/dL
UN	19 mg/dL	赤沈	42 mm/時間
Cre	0.98 mg/dL	フェリチン	169 ng/mL
UA	9.6 mg/dL	抗核抗体	陰性
Na	136 mEq/L	検尿	沈渣も含め
K	3.8 mEq/L		異常なし
Cl	98 mEq/L		

HA抗体	陰性	HIV抗体陰性	
HBs抗原	陰性	（PCRでもRNAは陰性）	
HCV抗体	陰性	血液培養3セット陰性	
EB VCA-IgG	陽性	便中白血球なし，	
EBNA	陽性	便培養で病原菌検出なし	
サイトメガロウイルス	IgM陰性	赤血球の顕鏡でマラリア原虫確認	
サイトメガロウイルス	IgG陽性	されず	

この時点での鑑別診断と方針

熱尾 結局，血液検査では肝胆道系酵素が上昇していたけれど，マラリアを含め感染症に関する上記の検査では有意なものは検出されず，胸腹部CTでも軽度の脂肪肝が示唆されるのみだったんだ．

不明 となると，やはりあれでしょうか？

熱尾 そうだね．東南アジアへの旅行者で大量の蚊に刺されて10日以内に高熱が出てくると言えば，病歴だけで，最初から相当に高い確率でこの病

Case6 検査も大事だが，やはりこれが1番重要 139

気を疑わなければならない．国立感染症研究所に血液検体を送って調べてもらったところ，やはりデングウイルス3型遺伝子が検出され，抗デングウイルスIgM抗体も陽性であったとの報告を受けた．当初前述のように血小板減少が認められたけれども，経過を通じて循環動態も安定しており，重症化することもなく数日で退院となったんだ．

診断

▶ **デング熱**

不明 これがデング熱なんですね．日本でも確か2014年に70年ぶりに国内発症が出たと話題になりましたよね．

熱尾 温暖化，都市化，人的交流の増加などにより，媒介蚊の生息地域および流行地域が拡大し，デング熱の発生頻度も劇的に増加して世界的な問題になっているよね[8]．感染しても発症するのは約3割程度で，さらに重症化するのはその中でも5％ぐらいだから，感染してもすぐに騒ぎ立てる必要はない．ただし症状が軽微でも数日間はウイルス血症の状態にあるので，その人の血を吸った蚊によってウイルスが媒介され，感染が拡大していくのが問題なんだね．日本でもウイルスの媒介となるヒトスジシマカが東北以南に生息し，秋頃までは活発に活動しているし，海外渡航者や東南アジアからの旅行者も増えているこの時代に，国内発症者をなくすのはほぼ不可能と言える．

不明 そうですね．犬に咬まれないようにはできるけれど，蚊に刺されないようにというのは….

熱尾 ただ，服装や虫除けスプレーなどである程度工夫はできるよね．蚊に対しては今まであまりにも無防備な人が多かったけれど，これだけ話題になったので少し変わってくるかもしれないね．表3にデング熱について臨床上のポイントをまとめておいた[9〜14]．図7も見ておいてほしいね．

　また，表4に渡航後に発熱をきたす代表的な輸入感染症を簡単にまとめておいた[11)15)]．**明日にも君の外来にこのような人が受診する可能性があるわけだから，ある程度意識して知識を整理しておくといい**よね．

診断へのアプローチ

表3 デング熱の臨床上のポイント

概要	● ネッタイシマカやヒトスジシマカによって媒介されるデングウイルスの感染症 ● 非致死性の熱性疾患であるデング熱と，重症型のデング出血熱やデングショック症候群の2つの病態がある ● 4種の血清型が存在し，一度ある型に感染するとその型には終生免疫が獲得されるが，二度目に異なる血清型に感染したときに，重症化しやすい
臨床症状	● 潜伏期は3〜10日で高熱・頭痛・筋肉痛・関節痛で発症．その後皮疹と血小板減少を伴うことが多いが通常は自然寛解する ● 重症型になると自発的出血や血管外への体液の漏出が続き，対応されない場合の死亡率は40〜50％だが，適切な体液管理により死亡率は1％程度まで改善できると言われている
診断	● 診断はPCR法または特異的IgM抗体の上昇か，IgG抗体のペア血清で4倍以上上昇
国内例	● 日本では毎年200例前後の輸入症例が報告されていたが，2014年には約70年ぶりに160名に及ぶ国内感染例あり

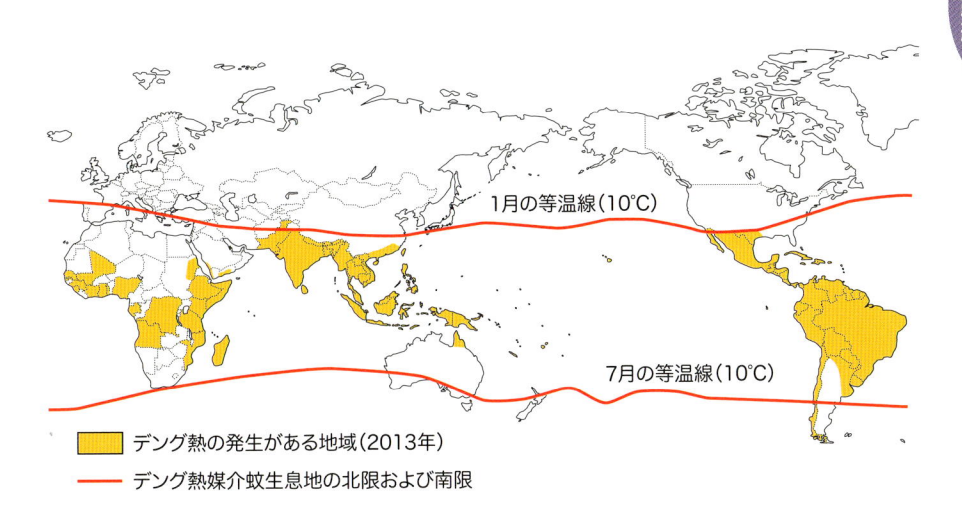

図7 デング熱のリスクのある国
WHO international travel and health（文献10より引用）

Case6 検査も大事だが，やはりこれが1番重要

診断へのアプローチ

表4　渡航後に発熱をきたす主な疾患　　　**重　要**

疾患名 （感染経路）	主要な症状	潜伏期	高侵淫地域	診断方法	臨床上のポイント
デング熱 （蚊が媒介）	発熱・頭痛・眼痛・関節痛・筋肉痛・皮疹	3～15日 （通常5～7日）	東南アジア，インド・アフリカ・カリブ海	PCR・血清特異的抗体	軽症例は問題ないが，重症化に注意
チクングニチア熱 （蚊が媒介）	発熱・頭痛・強い関節痛・皮疹	2～12日 （通常3～7日）	東南アジア，インド・アフリカ・	血清特異的抗体	デング熱に酷似
マラリア （蚊が媒介）	発熱・頭痛・意識障害	2～4週間	サハラ砂漠以南のアフリカ・オセアニア	赤血球顕微鏡（抗原検出迅速キット使用可）	初診時に顕微鏡で確認できなくても発熱が続けば顕微鏡をくり返す
腸チフス・パラチフス （食物）	発熱・頭痛・筋肉痛・下痢・便秘	3～60日 （通常1～2週間）	南アジア・中東・東欧・アフリカ・中南米	血培・便培	消化器症状がない場合も多い
旅行者下痢症 （腸管毒素原性大腸菌・サルモネラ・腸炎ビブリオなど）（食物）	発熱・下痢・腹痛	半日～5日	途上国を中心に全世界	便培	自然軽快することがほとんどだが，症例によっては抗菌剤が有用
細菌性赤痢 （食物）	発熱・下痢・腹痛・血便	数日	南アジア・東南アジア・中南米・アフリカ	便培	軽い胃腸炎程度の軽症も多い
急性肝炎 （A型） （食物）	発熱・倦怠感・食思不振・黄疸	15～50日 （通常28日～30日）	アジア・中近東・アフリカ・中南米	血清特異的抗体	E型肝炎にも注意

（次ページに続く）

表4 (続き)

疾患名 (感染経路)	主要な症状	潜伏期	高侵淫地域	診断方法	臨床上のポイント
アメーバ赤痢 (食物・性交)	軽度下痢・血便・(発熱)	1〜3週間	熱帯・亜熱帯を中心に世界中に分布(国内発症も多い)	便の顕微・血清特異的抗体	性行為中での肛門周囲→口腔内の感染が多い
急性HIV感染症 (性交)	発熱・咽頭痛・リンパ節腫脹・下痢・皮疹	2〜6週間	サハラ以南のアフリカ・カリブ海・東ヨーロッパ・東南アジア	HIV抗体＋PCRでHIV-RNA	急性感染症状は急性上気道炎と誤診されることが多い

不明 先生，今回結構満載ですよね．もうそろそろお腹いっぱいになってきました．

熱尾 まあ，そう言わずに．この流れで3例目まで行こう．

Case ③ 34歳，男性

現病歴1

約1カ月前から全身倦怠感が強く，37度台の微熱あり．近医を受診し，血液検査や胸部X線でも異常なく，過労と言われ，1週間の自宅療養となる．休むと体が楽になったが，出勤すると再度症状が出現したため，ストレスによる適応障害と考えられ，近くの精神科に紹介された．そこでトレドミン®とソラナックス®を処方されたが，症状が改善しないために当院受診となる．

不明 これはなぜ，ストレスによる適応障害と考えられていたんですかね？

熱尾 うん，最初は本人がなかなか話してくれなかったんだが，よく聞くと次のようなことがわかったんだ．

原則その1　詳細な病歴をとり直せ

現病歴2

職業は近隣の市中病院に勤務する看護師．数年前に忙しい時期にストレスからうつ状態になり，勤務先には報告せず，近くの精神科に通院して抗うつ剤を飲んでいた．その後薬も中止になり調子もよかったとのことだが，3カ月前に病棟の看護主任に昇進し，立場上さらに忙しくなり，激務で睡眠も満足にとれていなかった．食事も不規則でこの1カ月で3 kgの体重減少あり．出勤するのがつらいが，抑うつ気分は感じていない．

熱尾 こんな感じで検査データでも大きな問題はなく，倦怠感と微熱以外にも有意な徴候がないとのことで，状況から適応障害と考えられていたようなんだ．

不明 そうだったんですね．確かに調子が悪そうですが，抑うつ気分を感じていないのであれば，少なくともうつとは言えませんよね．ただ確かにこの状況であれば心因性のものを考えるかもしれません．医療現場はストレスが溜まるからなあ…．

熱尾 ほう，君でもそう感じることがあるのかい？

不明 ……．ま，身体診察いきましょう．

> **原則その2** 何度でも身体診察をくり返せ

身体所見

血圧108/72 mmHg，脈拍86/分，呼吸数18/分，体温37.4℃．全身状態やや衰弱．眼瞼結膜蒼白なし．眼球結膜黄染なし．咽頭後壁発赤なし．扁桃腫大なし．甲状腺腫大なし．後頸リンパ節腫脹なし．頸動脈に雑音なし．腋窩リンパ節腫脹なし．心音正．心雑音なし．呼吸音清．副雑音なし．腹部平坦軟で圧痛なし．腹部血管雑音なし．両下腿に浮腫なし．神経所見異常なし．

不明 やはり，微熱以外は有意な所見はないですね．そうなると検査ですけれど，甲状腺機能とか副腎とかの内分泌系はどうなんでしょうか？

熱尾 そうだね．それも含めて，一通り検査をしてみたんだ．

検査所見

WBC	10.2×10³/μL	GOT	26 IU/L
(Seg 72.2% Lym 25.8%)		GPT	24 IU/L
Hb	14.0 g/dL	ALP	205 IU/L
Plt	182×10³/μL	LDH	262 IU/L
TP	6.6/dL	γ-GTP	42 IU/L
Alb	3.9/dL	CRP	0.82 mg/dL
GLU	98 mg/dL	赤沈	48 mm/時間
UN	8 mg/dL	フェリチン	62 ng/mL
Cre	0.6 mg/dL	抗核抗体	陰性
UA	5.3 mg/dL	TSH	3.82 ng/mL
Na	138 mEq/L	FT4	1.1 ng/mL
K	4.8 mEq/L	コルチゾール	9.42 μg/mL
Cl	98 mEq/L	検尿	沈渣も含め異常なし

この時点での鑑別診断と方針

不明 甲状腺も副腎も特に問題はなさそうですね．CRPもそれほど上がっていないけれど，この年齢にしては赤沈が高い印象がありますね．

熱尾　おっ，さすがだ．よく気がついたね．赤沈の亢進がCRPの値と比較して一般的に目立つ疾患を覚えているかい？

不明　え〜っと，リウマチ性多発性筋痛症や巨細胞性動脈炎（側頭動脈炎），SLEなどでしょうか．結核も入れてもいいのかな？

熱尾　そうだね．炎症反応を表す各種のマーカーの臨床的意義はいろいろと言われているけれど，疾患によっては特徴的な乖離を示すものもあるので，鑑別の手がかりになる場合があるんだよ[16]．

原則その7　チンチンチンと勝利の鐘の音（フェリチン，赤沈，尿沈査）

不明　では，ここからはいつもの方針でいきましょうか．

原則その4　血培を2セットから3セット以上採取せよ
原則その5　まずはひとまず熱型観察
原則その6　解熱薬としてのNSAIDsは可能な限り使用するな

熱尾　ここまでは順調だね．

不明　後はやはり赤沈が高いのが気になるので，何らかの炎症性疾患がある可能性を考えて，これもしっかり調べておきたいですね．

原則その8　Tスポット®.TB（クォンティフェロン®）も忘れずに

熱尾　いいだろう．実はこの患者はTスポット®.TBが陽性だったんだ．

不明　え，そうするとこれは…．

熱尾　この検査は，潜在性結核も検出するので，残念ながら高齢者に対してはあまり有用ではないんだけれど，この患者のように比較的若年者に対しては，とても有用な情報となるね．前医の胸部X線（図8）では異常なしとのことだったけれども，念のために胸部CT（図9）を撮影してみたんだ．

不明　こ，これは….

熱尾　このような所見をどう呼ぶか知っているかい？

不明　……．

熱尾　tree-in-bud appearance．つまり木の芽様所見だ．気管支を枝に，小葉中心性の細かな異常陰影を木の芽に例えてみると，まるで春に一斉に出てくる桜の蕾のように見えるので，こう呼ばれるんだ．この時点でも呼吸器症状は一切なくて痰も出なかったので，早朝の胃液を採取して調べたところ，塗抹では陰性だったけれどもPCRが陽性になり，以下の診断がついたんだ．

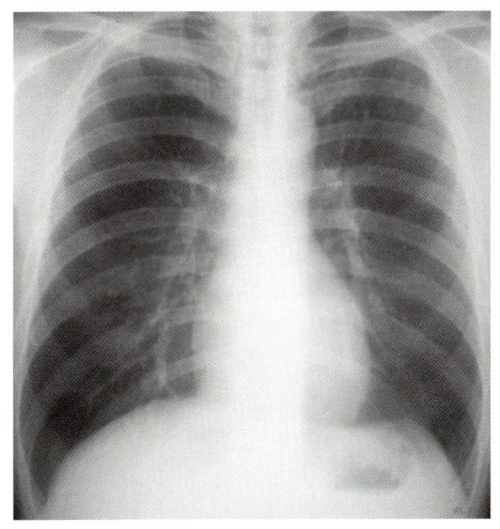

図8　前医の胸部X線

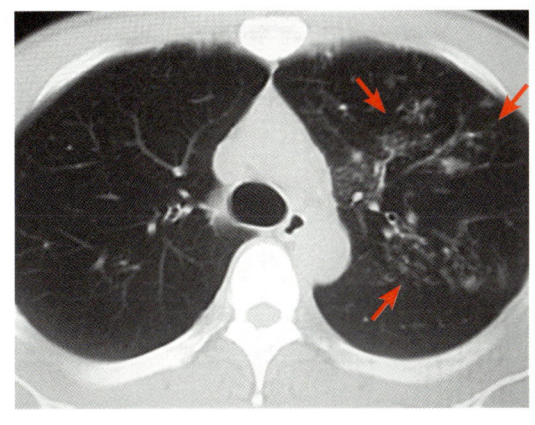

図9　胸部CT
tree-in-bud appearance（→）

診断

▶ 肺結核

不明 う〜ん．でもこれ，胸部X線だとほとんどわからないですね．

熱尾 そうだね，ただよく見ると左の上葉にうっすらと細かな異常陰影があるんだけれど，見落としてしまうくらいだよね．このCT上の"tree-in-bud appearance"は肺結核の所見として有名なんだけれど，結核に特異的なものではなく，炎症によって終末細気管支の閉塞をきたす気管支肺炎の病像を取りうるものであれば，見ることができるね[17]．

不明 なるほど．でも結核になりこんな影も出ているのに，咳も痰も全くなく炎症反応もあまり上がらず，全身倦怠感と微熱だけなんですね．

熱尾 **結核はどんな症状が出てきてもよいし，また逆に症状が出てこなくてもよい．それが結核の最大の特徴**だね．

不明 この人は医療従事者ですよね．やはり感染しやすいんですか？

熱尾 医療従事者，特に看護師は相対的に罹患率の高い職業であり，また発症した場合に他人にも感染を広げやすい立場にもあるので注意が必要だね[18,19]．医療現場は激務でもあるけど，私達は自分の体だけでなく職場を守るためにも，自らの体調管理には十二分に気をつける責務があるんだ．表5に結核についての臨床上のポイントをまとめておいたよ[18〜20]．

最後に

熱尾 今回は3例とも感染症だったけれど，発熱疾患を扱う総合診療医として知っておいてほしい重要な示唆に富む症例を集めてみた．どうだったかな？

不明 そうですね．ニュースや教科書でしか見たことのない感染症でも，いつ自分の目の前に現れるのかわからないので，常に関心を広く持って，知識をブラッシュアップさせていくことの必要性を感じました．それと，診断確定のための検査ももちろん大事ですが，どんな場合にでもその前の病歴がやはり重要であるということを再認識しましたね．

熱尾 そうだね．ただ**特別なことをする必要は何もない．患者背景を含め，その人に何が起こっているのか，細かな情報を1つ1つ丁寧に積み上げていけば，おのずから病気の本体が姿を現してくる**．君ならもうわかって

診断へのアプローチ

表5 結核の臨床上のポイント

発症機序	・結核菌はマクロファージの中でも増殖できるが，正常な免疫機能があればT cellを主体とした細胞性免疫により封じ込めることが可能であり，通常は発症はしない ・潜在性結核感染に加齢，栄養失調，AIDS，糖尿病，悪性腫瘍，ステロイドや免疫抑制薬の使用などが加わると，免疫機能が障害され再活性化して発症する
疫学	・本邦の2013年の新規登録患者数は21,283人，罹患率は人口10万人対16.7で中蔓延国にあたり（米国は3.1），70歳以上は55.6％，80歳以上は34.0％と高齢者の占める割合が高く，山梨県の7.7に対して大阪府の26.4と罹患率の地域差が大きい ・職業による罹患率にも差があるが，看護師は他職業の同世代と比較して結核を発症する相対危険度が高い
検査・治療	・Tスポット®．TB（クォンティフェロン®）の普及に伴い，潜在性結核感染に上記のようなリスクが加わる者に対しての抗結核薬の単剤投与治療が積極的に考慮されてきている ・喀痰塗抹で陰性の場合は，胃液のPCRや痰の培養で陽性となっても激しい咳などがなければ感染性はないと考えられ，入院勧告の対象ではない ・潜在性結核感染者に対する単剤投与治療も含め，結核として抗結核薬を使用して対応する場合はすべて届け出が必要である

いると思うけどね．

不明 おっ，なんだか少しいい気分です．これからも頑張ります！

文献

1) Offringa M, et al : The value of urinary red cell shape in the diagnosis of glomerular and post-glomerular haematuria. A meta-analysis. Postgrad Med J, 68 : 648-654, 1992
   ↑ 尿中赤血球の形態と原疾患に関する21論文のメタアナライシス．尿中赤血球の形態異常から糸球体障害が診断できる感度は0.88で特異度は0.95．また自動化機器によるRBC volumeを用いると（糸球体障害時の尿中赤血球は変形し体積も小さくなる），感度は1.00で特異度は0.87となる．

2) Kanjanabuch T, et al : An update on acute postinfectious glomerulonephritis worldwide. Nat Rev Nephrol, 5 : 259-269, 2009
   ↑ 感染後糸球体腎炎に関する詳細なレビュー．一読の価値あり．起因微生物は連鎖球菌が多いが他の様々な微生物の感染後も起こりうる．発展途上国では依然として頻度は高く，糖尿病やアルコール依存症などの基礎疾患に比してリスクは高くなる．糸球体血管への免疫複合体の沈着などが考えられているが，詳しい病態は不明な部分が多い．初発症状は無症候性からネフローゼまで様々だが，

おおむね予後は良好．

3）Bradford WD, et al : Kidney lesions in Rocky Mountain spotted fever: a light-, immunofluorescence-, and electron-microscopic study. Am J Pathol, 97 : 381, 1979
　↑ リケッチア感染であるロッキー山脈紅斑熱感染で死亡した17人の小児の腎の病理組織の検討．免疫複合体の沈着例は少なく，重篤な症例ではむしろ血管炎病変が示唆された．

4）つつが虫病・日本紅斑熱特集．IASR , 31 : 120-122, 2010
　↑ 国立感染症研究所感染症疫学センター病原微生物検出情報HP上
　http://idsc.nih.go.jp/iasr/31/363/graph/f3632j.gif http://idsc.nih.go.jp/iasr/31/363/graph/f3633j.gif

5）Mahara F : Rickettsioses in Japan and the far East. Ann N Y Acad Sci, 1078 : 60-73, 2006
　↑ 日本紅斑熱の発見者として著名な馬原文彦医師による，日本紅斑熱およびつつが虫病に関してのレビュー．

6）馬原文彦：第43回小島三郎記念文化賞：日本紅斑熱の発見と臨床的疫学的研究．モダンメディア, 54 : 32-41, 2007
　↑ 5）の著者による総説．本論文中には1980年に徳島の無医地区で開業した馬原医師が，開業4年後に63歳の発熱と皮疹の女性を診療したことから始まり，未知の疾患の解明に取り組んでいく過程も詳細に記述されている．地域医療の現場にいながらも科学的探究心を十二分に展開させた，卓越した臨床医の矜持を感じる．心して読みたい．

7）Harris JC, et al : Fecal leukocytes in diarrheal illness. Ann Intern Med, 76 : 697-703, 1972
　↑ 169人の下痢の患者の便をメチレンブルー染色で顕微鏡検査．細菌性赤痢，サルモネラ症，腸チフス，侵襲性大腸菌大腸炎，特発性潰瘍性大腸炎の患者には便中白血球が見られ，コレラ，ウイルス性下痢，非侵襲性毒素原性大腸菌下痢，および「非特異的」下痢と65人の健康な対照被験者には便中白血球は検出されず．

8）Bhatt S, et al : The global distribution and burden of dengue. Nature, 496 : 504-507, 2013
　↑ WHOの推定ではデング熱の患者発生数は年間5,000万人から1億人とされていたが，地図作製法を応用した新たなデータ解析によると，年間感染者数は約3億9,000万人で9600万人が発症していると推定される．

9）World Health Organization (2009). Dengue guidelines for diagnosis, treatment, prevention and control: new edition.
　http://www.who.int/tdr/publications/documents/dengue-diagnosis.pdf?ua=1
　↑ デング熱に関するWHOのガイドライン．詳細で広範な情報を載せているので分量があるが比較的読みやすい．Web上からアクセスできる．

10）WHO international travel and health　HP上
　http://gamapserver.who.int/mapLibrary/Files/Maps/Global_DengueTransmission_ITHRiskMap.png

11）病原微生物検出情報　厚生労働省検疫所FORTH HP上
　http://www.forth.go.jp/useful/infectious/name/name33.html
　↑ 海外渡航者のための，世界各地の感染症流行に関する情報サイト．一般向けに作られているが，必要なワクチン情報や渡航先ごとの注意事項なども載せられ，有用なデータベース．

12）Simmons CP, et al : Dengue. N Engl J Med, 366 : 1423-1432, 2012
　↑ デング熱に関する詳細な情報が比較的コンパクトにまとめられたレビュー．

13）Martina BE, et al : Dengue virus pathogenesis: an integrated view. Clin Microbiol Rev, 22 : 564-581, 2009
　↑ デング熱の重症化の謎に迫る．専門的な内容であるが，重症化症例の多くが2回目の感染時に起こることから，抗体依存性の感染増強機序の関与が強く示唆されているとのこと．

14) 栗原毅：日本におけるデング熱媒介蚊研究の概要．衞生動物，54：135-154, 2003
   ↑ 国立感染症研究所昆虫医科学部所属の著者による総説．媒介蚊に関する研究成果を踏まえ，これまでの日本でのデング熱の流行の歴史を読み解く力作．1942年の西日本の大流行についても資料を基に詳細な記述と考察がされ，物語として読んでも非常におもしろい．現代のデング熱対策にもつながる示唆に富む．

15) Freedman DO, et al : Spectrum of disease and relation to place of exposure among ill returned travelers. N Engl J Med, 354：119-130, 2006
   ↑ 海外渡航から帰国したときに起こり得る疾患に関する詳細なレビュー．一読の価値あり．

16) 杉山昌晃ら：赤血球沈降速度（特集 抗凝固剤としてのEDTAを利用した血液検査）．生物試料分析．Journal of Analytical Bio-Science, 29：140-145, 2006

17) Collins J, et al : CT patterns of bronchiolar disease: what is" tree-in-bud"? Am J Roentgenol, 171：365-370, 1998
   ↑ tree-in-budの所見を示す各種の疾患についてのCT画像を用いての解説．結核に特異的な所見ではないことがよく理解できる．

18) 平成25年結核登録者情報調査年報集計結果（概況）厚生労働省HP上
   http://www.mhlw.go.jp/bunya/kenkou/kekkaku-kansenshou03/13.html

19) 大森正子ら：職場の結核の疫学的動向 -- 看護師の結核発病リスクの検討．結核, 82：85-93, 2007
   ↑ 1987年から2004年の結核発生動向調査年報と国勢調査による男女別職業別人口を用いて看護師と教員・医師の結核罹患率を推計．2004年の看護師の罹患率は女で10万対46.3，男で82.5と推計され，その他の職業の20～59歳の罹患率と比較した相対危険度は女で4.3，男で3.8と高かった．一方教師と医師の相対危険度は男女とも1以下であった．

20) 「結核診療ガイドライン改訂第2版」（日本結核病学会 編），南江堂，2009

実践編 ケーススタディで身につける"13カ条の原則"による診断の進め方

Case 7 第4の不明熱といえば…

8年前からの周期的な発熱と腹痛に悩まされる26歳男性

研修医（名前：不明嫌男）
熱尾先生，こんにちは．今回でいよいよ最後ですね．不明熱というと苦手意識があったんですが，先生に教えていただき，今や得意分野になりつつあります．

指導医（名前：熱尾直志）
僕も君と一緒に議論することができて，とても楽しかったよ．少しは成長の跡もみられるようだしね．

不明 ホントですか！ 嬉しいなあ．よし，今日はこれまでの総復習として頑張ります．でもはじめる前にやっぱりお約束のアレからですよね！

熱尾 そうだね．まずはいつもの『13カ条の原則』(p20) の確認からはじめよう．では，さっそく症例にいこうか？ 今回もかなり手ごわいよ．

Case　26歳，男性

現病歴

8年前からときどき38〜39℃の発熱が突然出現．発熱とともに腹痛も出現し，そのときは痛みのため動くこともできず，夜も眠れないほどだが，1〜2日で解熱し，熱がないときには全く症状はなく元気である．今まで数多くの病院にかかり，胃カメラ，CT，大腸のバリウム検査で異常なしといわれ，発熱時には血液検査でCRPは5〜10 mg/dLくらいに上昇するが，原因不明といわれている．発熱時には抗菌薬と解熱鎮痛薬を数日間使用しているが，あまり効いている印象はない．
既往歴：特になし．家族歴：特になし．

熱尾　さて，こんな症例なんだがどうだい？

不明　この数年間発熱を何回もくり返しているということですよね．抗菌薬がどれだけ効いているのかはわかりませんが，感染症や膠原病の経過としても少しおかしいですよね．

熱尾　この症例のポイントは何だと思う？

不明　そうですね．くり返すということと，腹痛を伴うということでしょうか？

熱尾　その通り．では腹痛を伴う不明熱というと何を考える？

不明　腹腔内膿瘍とかでしょうか？

熱尾　もちろん，腹腔内の感染症はまず考えないといけないが，それだけではなく，もっと広く鑑別を考える必要がある．**表1**を見てごらん[1) 2)]．

不明　なるほど，結構いろいろあるんですね．さらに詳しい腹痛の性状や他の随伴症状の有無，それに今までどんな検査をされたのかも聞いてみたいですね．

熱尾　そうだね．**胸痛や腹痛といった症状は，解剖学的にも機能的にも多くの臓器や病態が絡んでいる可能性がある．このような場合にターゲットを絞り込んでいくためには，詳細な病歴が特に重要となるね．"pertinent negative"と言われる"意味のある陰性所見"も非常に役に立つんだ．**

不明　やはりまずは，『原則その1』ですね．

診断へのアプローチ

表1　「腹痛を伴う不明熱」となりやすい疾患

分類	疾患名
感染症	● 腹腔内膿瘍　● 骨盤内感染症　● 感染性大動脈瘤　● 腸結核 ● 結核性腹膜炎　● 腸チフス　● レプトスピラ症　● 腸管寄生虫 ● Whipple病など
膠原病	● SLE　● 結節性多発動脈炎　● 大動脈炎症候群 ● Schönlein-Henoch紫斑病　● 好酸球性胃腸炎　● 腸管Behçet病など
悪性腫瘍	● 悪性リンパ腫　● 腎癌など
その他	● Crohn病　● 後腹膜線維症　● 家族性地中海熱 ● TNF受容体関連周期熱症候群など

SLE：systemic lupus erythematosus（全身性エリテマトーデス）

原則その1　詳細な病歴をとり直せ

熱尾　これが担当医が聞き出したさらに詳しい病歴だよ．

現病歴（その後）

8年前から腹痛を伴う発熱がときどき出現．最初は2カ月に1度であったが，徐々にその間隔が短くなり，今では2，3週間に1度の頻度である．発熱がない期間は全く症状はないが，熱が出る日は臍のあたりに違和感を感じはじめると，寒気もなく2，3時間で一気に38℃まで発熱し，同時にズキズキとした腹痛が出現する．1番痛い場所は臍の下から下腹部が多いが一定ではない．腹部全体に張ったような締め付けられる痛みが重なるときもある．痛みが強いときは少しの動作でもお腹に響き横に寝ることもできず，一晩中座椅子に座ってテレビを見ながらうとうとしている．熱は次の日には下がり，腹痛もピークは1日のみで下腹部に違和感は残るが，それも約3日間で完全に消失する．熱が出るときには寒気は感じない．食欲がないわけではないが，腹痛時は食事をとると腸が動いてお腹に響くことが多いのであまり食べないようにしている．咳，痰，咽頭痛，頭痛，腰痛，吐き気，関節痛，筋肉痛，排尿時痛，口腔内潰瘍，皮膚発赤はない．便は普段は普通だが，発熱時は少し便秘気味になる．

不明　これはかなりの痛みですよね．食事や排便には直接は大きく関係なさそうなので，胃や腸管そのものの問題ではないのかもしれませんね．動くと痛いということを腹膜刺激症状と捉えれば，痛いときには腹膜炎を起こしている可能性もありますよね．

熱尾　OK！その線は悪くない．病歴から推定される病態に合致するものがあるかどうか，身体診察で探っていけばよいことになるね．最初の外来受診時は熱が出ていないときで，有意な所見がなかったんだが，症状出現時での救急受診を指示しておいたので，そのときに有意な所見をとることができたんだ．次がそれだよ．

原則その2　何度でも身体診察をくり返せ

身体所見

血圧 104/60 mmHg，脈拍 95/分，体温 38.2℃．
全身状態は悪くない印象．眼瞼結膜貧血なし．眼球結膜黄染なし．眼底所見異常なし．頸動脈雑音なし．心雑音なし．呼吸音清で副雑音なし．腹部平坦軟で板状硬なし．腸音亢進減弱なし．腹部血管雑音なし．臍下部から両鼠蹊部にかけて下腹部全体に強い圧痛あり．同部位で打診時に打診部位から周りに響くように疼痛増強．限局した圧痛点はなし．両下腿に浮腫なし．各種筋肉の圧痛なし．関節の腫脹・圧痛・可動時痛なし．リンパ節腫脹なし．口腔内・陰部の潰瘍なし．皮疹なし．

不明 なるほど，やはりこの所見は…．

熱尾 そうだね．打診時の，周りに響くような疼痛増強というのは percussion tenderness と呼ばれ，腹膜刺激症状と考えてもよいね．よく明らかに腹膜炎の徴候が出ているのに，反跳痛をくり返し確かめる人もいるけれど，患者さんが痛がっているのに，苦痛が増強するような手技をあえてするべきではないね．そんなことをしなくても，腹膜刺激症状は確認できるんだ[3]．

検査所見

WBC	9.9×10³/μL	Cl	104 mEq/L
	(Seg 78.4% Lym 13.9%)	GOT	14 IU/L
Hb	14.0 g/dL	GPT	10 IU/L
Plt	42.0×10³/μL	LDH	218 IU/L
TP	6.7 g/dL	ALP	192 IU/L
Alb	3.6 g/dL	γ-GTP	18 IU/L
GLU	96 mg/dL	CRP	8.33 mg/dL
UN	9 mg/dL		(無熱期のCRP1.22 mg/dL)
Cre	0.57 mg/dL	赤沈	34 mm/時
UA	5.3 mg/dL	抗核抗体	陰性
Na	139 mEq/L	検尿	沈渣も含め異常なし
K	4.0 mEq/L		

熱尾 検査所見はどうだい？

不明 炎症反応の上昇以外はこれといった異常はないですよね．病歴と身体所見も含めて考えると，やはり何か腹膜炎らしき炎症が発熱とともに突

然起きて自然に治っていくという経過ですよね．確かCase 3に，『解熱した後再度発熱するパターンをくり返しやすい不明熱の原因疾患』(p87)を表に示して教えていただいたことがありましたよね．

熱尾 そうだね．どんな疾患があったか覚えているかい？

不明 Behçet病や成人発症Still病などもあったと思うんですが，ちょっと経過が違うかなあ…．でも，ひとまず原則に従って実際の経過を見てみることが大事ですよね？

熱尾 わかっているじゃないか．

原則その3	前医からの抗菌薬はすべて中止せよ
原則その4	血培を2セットから3セット以上採取せよ
原則その5	まずはひとまず熱型観察
原則その6	解熱薬としてのNSAIDsは可能な限り使用するな

入院後の経過

熱尾 救急からそのまま入院してもらい，抗菌薬も解熱薬も使用せずに経過をみさせてもらったんだ．結局その日は39.2℃まで発熱し，下腹部の痛みが著しくてベッドの上で1晩固まったように動けなかったんだが，次の日には36℃台まで熱が下がり痛みも前日の10分の4程度に改善し，3日目には症状はほとんどなくなって退院したんだ．

不明 なるほど，激烈な症状の割に何もしなくてもよくなってしまったんですね．抗菌薬なしでもよくなるんだから，経過からしても細菌性の感染症はまず考えにくいんですが，実際お腹のなかで何が起こっているのか，画像での評価をしてみたいですよね．

熱尾 そうだね．炎症の場所が腸管そのものなのか，その周りなのか，あるいはどこかに膿瘍などつくっていないか，造影CT検査をしてみたんだ．**図1**を見てごらん．

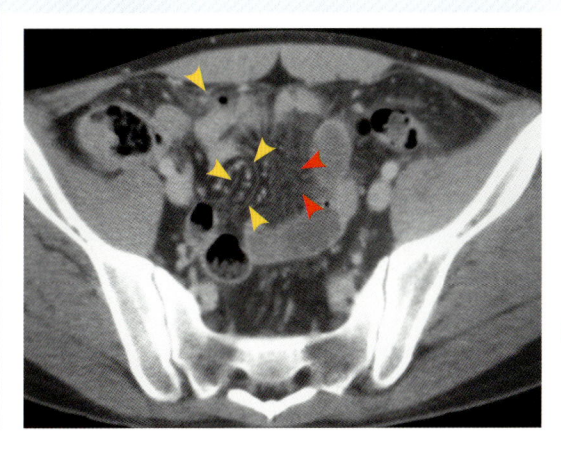

腹部造影CT 炎症部位，膿瘍がないかの確認を行った

図1 腹部造影CT
▶：腹膜の肥厚あり
▶：腸間膜の濃度上昇あり

> 原則その9　**膿瘍除外の造影CT**

不明　これは，少し炎症があるんですかね．

熱尾　そうだね．少しわかりにくいが，よく見ると下腹部に腹膜の肥厚と腸間膜の濃度の上昇があるね．一種の漿膜炎と考えてよいだろう．リンパ節の腫脹や膿瘍，腫瘍性病変は認められないね．

不明　なるほど．特別な誘因なしに発熱と漿膜炎が起こり，何もしないのに治まっていくという感じですね．やっぱり感染症や通常の膠原病とは考えにくいなあ…．体のなかで勝手に炎症のスイッチが入り，一気に燃え上がって自然に消えていく過程をくり返している印象ですけれど，そんな病気ってあるんですかね？

熱尾　いい推論だね．実は自己炎症疾患という概念があるんだ．

不明　……？

第4の不明熱

熱尾　免疫系には獲得免疫と自然免疫があるんだが，それは聞いたことはあるかい？

Case7　第4の不明熱といえば…　157

不明 う〜ん．多分….

熱尾 獲得免疫とは，非自己と認識されるものに対して抗原抗体反応が起こり，B細胞やT細胞系のリンパ球が主体となって働く生体の防御機構のことで，これらの獲得免疫系の異常により起こるのが，膠原病および自己免疫疾患といわれるものだったね．

不明 そこまでは大丈夫です．

熱尾 獲得免疫は後天的に得られた抗原特異性の高い生体防御機構なんだけれど，それに対して自然免疫は先天的に備わっている非特異的な防御機構のことだったね．好中球や単球がその主役だよね．

不明 思い出しました．確かに，そうですね．

熱尾 自然免疫系の非自己に対する認識機構は，実は今まで不明な部分が多かったんだけれど，近年この分野の研究が急速に進んで，病原微生物由来の分子パターンを認識できる受容体の存在とそれにかかわる機構が次々と明らかにされてきた．自然免疫系には細胞外からの微生物特有の分子パターンを認識する受容体のほかにも，細胞内のほかの刺激信号を認識する受容体も存在していることがわかってきたんだ[4)5)]．

不明 ふむふむ．

熱尾 自己炎症疾患ではその経路の機能異常があり，細胞内の刺激信号に過剰に反応して炎症が生じることが明らかになってきたんだ．わかりやすく言うと，外部からの刺激もないのに細胞内で勝手に炎症のスイッチが入り，それが制御できなくて一連の反応が進んでしまうイメージかな．周期的に発熱する原因不明の疾患群を"周期性発熱症候群"と呼んでいたんだが，現在それらの多くのものが自然免疫系の機能異常と関係した自己炎症性疾患だとわかってきたんだよ[6)]．

不明 な〜るほど．

熱尾 表2に簡単に自己免疫疾患と自己炎症疾患の違いをまとめてみたよ[7)]．

自己炎症疾患には遺伝性と非遺伝性があり，原因遺伝子もこの10年でかなり明らかにされており，遺伝子診断による国内の患者数も増えてきているんだ[8)9)]．このような遺伝性の周期性発熱症候群を狭義の自己炎症疾患と呼ぶことが多かったんだが，最近ではCrohn病や，Behçet病，痛風なども自然免疫系の機能異常と関連があることが判明しており，それらの疾患も広義の自己炎症疾患だと考えられているね[7)〜11)]．

不明 な〜んと！ そうなんですね．

熱尾 自己炎症疾患については自然免疫機構の解明に伴い，今後ますます多くのことが明らかにされてくるだろうね．今までは小児科領域のみの希少疾患とみなされていた傾向があるけれど，**成人で診断がついていなかった不明熱のなかにも，一定数の自己炎症疾患が含まれている可能性がある．これからは感染症，膠原病，悪性腫瘍に続く，"第4の不明熱"として意識してもよい**と思っているくらいだよ．

不明 第4の不明熱!!

熱尾 表3に自己炎症疾患の臨床上のポイントを載せておいた[6)7)9)〜11)]．図2も見ておいてほしいね[11)]．

診断へのアプローチ

表2　自己免疫疾患と自己炎症疾患の違い

疾患群名	かかわる免疫系	病態の主体
自己免疫疾患	獲得免疫	自己抗体や自己反応性T細胞がかかわる免疫応答が病態に関連
自己炎症疾患	自然免疫	好中球，単球などの細胞内刺激信号による活性化制御不全が病態に関連

診断へのアプローチ

表3　自己炎症疾患の臨床上のポイント

病態	自然免疫系の細胞内シグナルの活性化制御経路の異常により引き起こされる
疫学	遺伝性の周期性発熱症候群の発症年齢は乳幼児が多いが，成人以降の発症もある
症状	周期的な発熱に伴う症状は疾患によって異なるが，腹膜炎・胸膜炎といった漿膜炎，関節炎，皮膚症状，リンパ節腫大など多彩で，いわゆる膠原病との鑑別が重要となる
診断	多くの原因遺伝子の特定が進んでおり，臨床知見の集積的意味合いもあり，本邦では遺伝子診断が行われる例が多いが，確定診断に結びつくとは限らず，総合的な臨床診断が重要となる
治療	疾患によりさまざまであるが，ステロイドや生物学的製剤が有効な場合もある
参考	最近はCrohn病やBehçet病，痛風なども広義の自己炎症疾患と考えられている

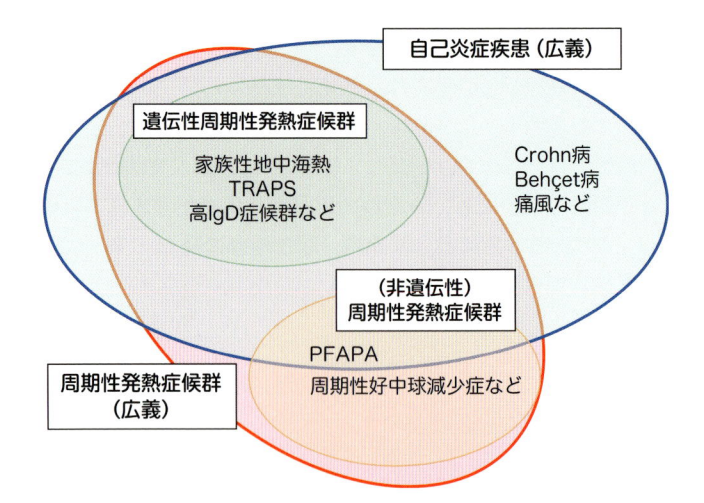

図2　自己炎症疾患と周期性発熱症候群との関係（文献11を参考に作成）
狭義の自己炎症疾患＝遺伝性周期性発熱症候群
TRAPS : TNF-receptor associated periodic syndrome（TNF受容体関連周期熱症候群）
PFAPA : periodic fever, aphthous stomatitis, pharyngitis and cervical adenitis（周期性発熱，アフタ性口内炎，咽頭炎，リンパ節炎症候群）

不明　なるほど，先生の説明のおかげでよくわかりました．こういうことがあるんですね．

熱尾　大学病院の総合診療科には，このような自己炎症疾患を疑わせる症例が結構集まってくるんだが，実際には，特徴とされる典型的な徴候を呈しない例もあり，診断にも苦慮する場合が多いんだ．

不明　そうなんですね．それでこの患者さんはどうなったんですか？

熱尾　経過から自己炎症疾患のなかのある疾患の典型的な特徴に合致すると考え，本人に十分なインフォームド・コンセントを行ったうえで，その疾患の原因遺伝子といわれる遺伝子を解析した結果，確かに異常が見つかり下記の診断がついたんだ．

診断

▶ 家族性地中海熱

不明　こ，この病気はどこかで名前だけは聞いたことはありますが…．

熱尾　家族性地中海熱はもともと地中海沿岸の民族に多く，自己炎症疾患のなかでは最も頻度が高いんだ．世界で10万人以上の患者がいるといわれていて，研究がここ10年間で飛躍的に進んだことと，遺伝子診断のネットワークが日本各地にできてきたこともあり，日本でも患者数は増えてきているんだ[12]．おそらく数百人以上はいるといわれているが，遺伝子診断をしていない例も含むともっと多いと思うね[8]．

不明　そうなんですね．

熱尾　原因遺伝子は1997年に第16番染色体短腕にある*MEFV*遺伝子であると報告されたんだが[13]，この遺伝子の転写産物のpyrin（パイリン）は好中球，好酸球，単球に発現して，炎症性サイトカインやTNFα（tumor necrosis factor-α：腫瘍壊死因子α）により増強させられるんだ．家族性地中海熱の症状は*MEFV*遺伝子の変異によりpyrinの発現低下や機能障害を生じ，細胞内炎症性カスケードを調節できないことに関連するといわれているんだよ[13,14]．

不明　な〜るほど，それで自然に熱が出て炎症が起こってしまうんですね．でも，この患者さんは家族歴はないですよね？

熱尾　家族性地中海熱は常染色体劣性遺伝でもともと家族内集積は少ないうえに，孤発例もあり得るので，家族歴は参考程度にしかならないんだ．この疾患による発熱と腹痛は数日で自然に治まるものなんだけれど，痛みが激烈で前触れなくくり返し起こるので，患者さんのQOLを著しく低下させる．またくり返す炎症が続発性のアミロイドーシスを引き起こし，腎障害をきたすこともあるので，予防がきわめて大切なんだ．

不明　でもどうやって対応すればよいんですか？

熱尾　幸い，好中球に抑制的に作用するコルヒチンを使用すれば，かなりの高い確率で熱を抑え込むことができる．**表4**に臨床上のポイントをまとめておいたよ[12,14〜16]．**表5**は他の代表的な遺伝性自己炎症疾患との比較なんだが，参考に見ておいてほしいね．

実践編

診断へのアプローチ

表4 家族性地中海熱の臨床上のポイント

疫学	・常染色体劣性遺伝だが孤発例も多い ・発症年齢は90％の患者で20歳以下で，年齢を経るごとに症状は軽減化する傾向あり
症状	・38℃以上の発熱とともに腹膜炎や胸膜炎などの漿膜炎，膝や足関節の滑膜炎が周期的に出現し，1～3日で自然に治まるが，症状はときに激烈で痛みのため動けないことも多い ・発作の頻度は1週間～数カ月に1度とさまざまで，ストレスや疲労，月経などが誘因となり得るが，はっきりとした誘因がない場合も多い
診断	遺伝子診断は有効であるが必ずしも確定できない場合もあり，臨床診断が重要である
治療	9割の患者はコルヒチンの投与にて，発作の完全緩解，発作頻度の減少，期間短縮が可能
予後	続発性のアミロイドーシスによる腎障害が予後に影響するが，コルヒチンにて発症を抑えられる

診断へのアプローチ

表5 原因遺伝子が判明している自己炎症疾患の代表例とその特徴

疾患名	FMF	TRAPS	HIDS
遺伝形式	常染色体劣性遺伝	常染色体優性遺伝	常染色体劣性遺伝
発症年齢	5～20歳	生後2週～50歳代	1歳以下
発熱期間	0.5～3日	数日～数週	3～7日
発熱間隔	1カ月	2～数カ月	4～6週
臨床症状	腹膜炎・胸膜炎，関節炎など	腹部症状（嘔気・腹痛），結膜炎，皮疹，関節炎など	頸部リンパ節腫脹，腹部症状（下痢），皮疹，関節炎など
責任遺伝子	*MEFV*	*TNFRSFIA*	*MVK*
責任遺伝子産物	パイリン	TNF受容体type1	メバロン酸キナーゼ
治療	コルヒチン	エタネルセプト ステロイド	スタチン ステロイド

FMF（familial Mediterranean fever：家族性地中海熱）
HIDS（hyper-IgD syndrome：高IgD症候群）

その後の経過

熱尾 この患者さんは幸いコルヒチンがよく効いて，その後は発熱も腹痛も完全に抑えられているよ．長年の苦しみから解放されて，本当に喜んでおられたね．

不明 よかったですね．でも自己炎症疾患のすべてにこんな特効薬があるんですか？

熱尾 家族性地中海熱ならば確かにコルヒチンが著効するんだが，他の自己炎症疾患の場合は，ステロイドを使用したり，ときに生物学的製剤を使用せざるを得ないこともある．それでもなかなかコントロールできないことも多く，今後の研究と臨床知見の集積が待たれるところだね．

遺伝子診断

不明 今回は診断確定のために遺伝子解析をしたわけですが，しない場合もあるんですか？

熱尾 そうだね．家族性地中海熱の場合は，欧米では患者の数も多いので臨床症状で診断をするのが一般的なんだが，日本ではまだ患者数も少ないため，研究的な意味合いも含めて遺伝子診断をすることが多いね．

不明 でも，必ずしもしなくてもよいんですよね．遺伝子診断なんて，何だか少し抵抗がありませんか？

熱尾 その感覚はきわめて正しいね．遺伝子診断までせずにステロイドやコルヒチンで対応している患者ももちろんいるよ．自己炎症疾患は比較的新しい概念であり，まだまだわかっていない部分が多いので，方針に迷ったら，症例の集積が多い大学病院などに相談するのがよいかもしれないね．ただし，どこまでの検査をしてどこまで厳密に診断をつけ，どのような治療介入をするのか，最終的には主治医と患者が十分に話し合って決めるしかないんだよ．

不明 ここでも，あの原則なんですね．

> **原則その12** 最終的には主治医が総合的に判断すべき

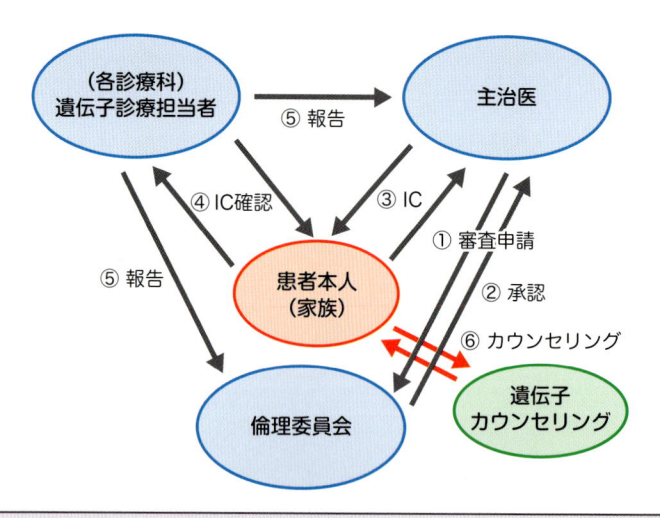

①主治医は倫理委員会に遺伝子診断の診療計画の審査を申請
②倫理委員会では遺伝子診断の妥当性と倫理的課題などを審議のうえで診療計画を承認
③主治医が患者本人（家族）に遺伝子診断のインフォームド・コンセントを行う
④診療に直接かかわらないその科の医師（遺伝子診療担当者）が，主治医とは別に，インフォームド・コンセントの内容を患者が完全に理解し同意しているかを，患者本人（家族）に確認する
⑤遺伝子診療担当者は主治医と倫理委員会にインフォームド・コンセントが完全に得られていることを報告
⑥遺伝子診断前後に必要に応じて，患者・家族に対して遺伝子カウンセリングを行う
⑦上記の流れのなかで問題がなければ，遺伝子診断を施行

図3　遺伝子診断施行時の流れの概略図（一例）
IC：informed consent（インフォームド・コンセント）

不明　もし，遺伝子診断をする場合は血縁者に対してもいろいろ影響がありますよね．後から問題など起こりませんか？

熱尾　遺伝子診断をするときは決められた手続きを踏むことが必要なんだ．施設によって若干異なるが，基本は例えば**図3**のような流れで進んでいく．インフォームド・コンセントの内容は事例によっても異なるが，**遺伝子診断で陽性との診断が下された場合に，両親や同胞が保因者である可能性が高まるという点も含め，考えられる利益と不利益を十分に説明した**

うえで同意を得ることが大切だね．今後，自己炎症疾患に限らず，君もどこかで何らかの遺伝子診断にかかわることがあるかもしれないね．重要なことなのでこの流れを頭に入れておくとよいね．

最後に

不明　先生，いよいよお別れですね．

熱尾　そうだね．今まで難しい症例ばかりだったと思うがよく頑張ったね．不明熱診療における大切な考え方をしっかりと学んでもらったので，後は実践で広く経験を積むことが大切だね．

不明　『不明熱を診ることは，その人の人生そのものと大きくかかわることになる』という，以前先生の言われた言葉を胸に，頑張りたいと思います．

熱尾　もしよければ，いつかまたここに戻っておいで．総合診療科で一緒にやろうじゃないか！

不明　はい．きっと戻ってきます．どうもありがとうございました！！

文　献

1）Cunha BA：Fever of unknown origin：focused diagnostic approach based on clinical clues from the history, physical examination, and laboratory tests. Infect Dis Clin North Am, 21 (4)：1137-1187, 2007

2）Cunha BA：Fever of unknown origin：clinical overview of classic and current concepts. Infect Dis Clin North Am, 21 (4)：867-915, 2007

3）Mcgee S：第48章 腹部の痛みと圧痛．マクギーの身体診断学原著第2版．（柴田寿彦／翻訳），pp390-400, 診断と治療社, 2009

4）Kanneganti TD, et al：Intracellular NOD-like receptors in host defense and disease. Immunity, 27 (4)：549-559, 2007

5）Hayashi T, et al：Pattern recognition receptors. Nihon Rinsho Meneki Gakkai Kaishi, 34 (5)：329-345, 2011
　↑ 近年著しく研究が進んだ自然免疫系におけるセンサー「パターン認識受容体」の概要と自己炎症疾患に関する日本語で読める詳細かつ最新の知見．かなり歯ごたえあり．

6）Ida H & Eguchi K：Autoinflammatory syndrome. Nihon Rinsho, 67 (3)：626-636, 2009
　↑ 自己炎症疾患群の定義，分類，病態などが日本語でまとめられている．

7）McGonagle D & McDermott MF：A Proposed Classification of the Immunological Diseases. PLoS Med, 3 (8)：e297, 2006
　↑ 自己免疫疾患と自己炎症疾患の分類と関係に関する興味深いレビュー．一読の価値あり．

8）Migita K & Agematsu K：Clinical aspects of Familial Mediterranean fever. Nihon Rinsho Meneki Gakkai Kaishi, 34 (5)：355-360, 2011
　↑ 家族性地中海熱についての本邦の調査結果．2009年に行った全国調査で日本の推定患者は約300人

で症状の頻度は発熱95％，胸痛が35％，腹痛が62.7％，関節炎が31.3％，続発性アミロイドーシスは3.7％，コルヒチンの有効率は91.8％であった．

9) 西小森隆太 ほか：自己炎症性疾患．小児科臨床，62（9）：1949-1957，2009
↑ 代表的な自己炎症疾患についてコンパクトにまとめられている．本邦での自己炎症疾患検査（遺伝子解析を含む）依頼施設と担当者名の記載あり．

10) Ryan JG & Goldbach-Mansky R：The spectrum of autoinflammatory diseases：recent bench to bedside observations．Curr Opin Rheumatol，20（1）：66-75，2008

11) 原 寿郎 ほか：自己炎症性症候群．小児科臨床，60（7）：1505-1516，2007

12) Onen F：Familial Mediterranean fever．Rheumatol Int，26（6）：489-496，2006
↑ 家族性地中海熱に関する詳細かつコンパクトにまとめられたレビュー．

13) Aksentijevich I, et al：Ancient missense mutations in a new member of the RoRet gene family are likely to cause familial Mediterranean fever．Cell，90（4）：797-807，1997

14) 右田清志 ほか：自己炎症疾患―家族性地中海熱を中心に―．医療，63（6）：363-369，2009
↑ 家族性地中海熱を主に取り上げた自己炎症疾患についてのわかりやすいレビュー．

15) Drenth JPH & van der Meer JWM：Hereditary periodic fever．N Engl J Med，345（24）：1748-1757，2001
↑ 遺伝性周期性発熱のなかで世界的に数が多く，研究も進んでいる家族性地中海熱，HIDS，TRAPSに関するレビュー（本邦ではHIDSは少ない）．読みやすくまとまっている．

16) 矢崎正英：家族性地中海熱．信州医学雑誌，55（4）：173-180，2007
↑ 家族性地中海熱の臨床像と自験例の報告．詳細かつコンパクトにまとめられており，これを読むだけでも十分である．一読の価値あり．

特別付録

不明熱 現場で知りたいこと困ること Q&A

Q1 不明熱を定義したり，さらに細かく分類をする目的は何ですか？

A1 同じ性質を示すものを集めて名前をつけるとその集団を相対化したり一般化したりすることが可能になります．それによって対応の標準化や例外的なものに対する対処法も生まれ，よりよいアプローチにつながっていきます．不明熱を定義したり，分類する理由もそこにあります．
→ p12参照

Q2 不明熱の定義を満たすものと，定義は厳密には満たさないけれどそれに近い状況の発熱とでは，鑑別診断や診断への筋道が変わってきますか？

A2 アプローチ方法が大きく変わることはありませんが，発症からの期間が短ければ，それだけ急性のウイルス感染の割合が高くなります．
→ p12参照

Q3 不明熱の診断で最も速くて確実な方法は何でしょうか？

A3 急がば回れ．本書で示したように病歴と身体診察が何よりも大切です．後は「13カ条の原則」に従い，一歩ずつ論理的に推論を進めていくことが重要です．
→ ［病歴聴取］p31，［身体診察］p39，［13カ条の原則］p20参照

Q4 不明熱の患者に対して効果的な医療面接の仕方はありますか？

A4 まずは開放的質問をして症状の経過や患者の思いをしっかり聞いた後に，閉鎖的質問を行います．その流れは一般的な医療面接と大きく変わるわけではありませんが，発熱＋αの症状に着目するなど，本文中に記載した重要ポイントを意識して行って下さい．
→ p31参照

Q5 不明熱の患者に対して効果的な身体診察の仕方はありますか？

A5 頭の先から足の先までの系統立てた診察を行うことが大切ですが，眼底，心雑音，皮疹など，本文中に記載した重要ポイントがあるので，特にその点に注意して下さい．
➡ p39参照

Q6 不明熱の鑑別で，見逃すと生命に関わるため，決して見逃してはいけない疾患はありますか？

A6 急性の経過であれば，血球貪食症候群，急性感染性心内膜炎など．もう少し経過が長ければ，中枢性の感染症，各種の血管炎症症候群．慢性の経過であれば悪性リンパ腫（特に血管内リンパ腫，NK/T細胞性リンパ腫，血管免疫芽球性T細胞リンパ腫など）に注意が必要です．
➡［血球貪食症候群］p124,［結節性多発動脈炎］p78,［血管内リンパ腫］p91参照

Q7 身体診察で明らかな所見もなく，検査データからも方向性が見えない場合は，何を考えてどのように診断を進めていけばいいのでしょうか？

A7 まずは「13カ条の原則」に従って進んでください．そのうえで，方向性が見えなくなったら，何か必ず手がかりがあるはずだという思いで，病歴と身体診察に立ち戻る，その繰り返しが大切です．結果的に常に最終診断にたどり着けるわけではないのですが，その姿勢なくして不明熱の診療を行うことは難しいと言えます．
➡ p20参照

Q8 何かルーチンで行うべき検査項目はありますか？

A8 一般診療においてルーチンで行う検査は存在しません．検査をする場合は常に何を診たいのかを考えてオーダーするべきです．血算や白血球分画，炎症反応，腎機能と肝機能，電解質と血糖値以外に，最初から抗核抗体もよく測定されていますが，あくまで症例ごとに事前確立を吟味したうえで検査をすることが重要です．
➡ p27参照

Q9 不明熱で自分の施設で診断できない場合は，どこか他の施設に紹介受診をさせたほうがよいのでしょうか？

A9 なかなか診断がつかない場合には，他の施設への紹介受診を試みるのも一つの選択肢ですが，経過とデータをまとめたうえで，不明熱の診療経験が豊富な他

の施設の医師に，まずは電話などで相談してみるのもよいでしょう．病院を超えて気軽に相談できるネットワークを日頃から作っておくことも重要です．

➡ p45 参照

Q10 診断に苦労する場合はどのようにして文献などを調べたらよいでしょうか？　またよい書物などがありますでしょうか？

A10 決まった方法はありませんが，発熱＋αの徴候があれば，αの部分を手がかりにするとよいでしょう．『MEDLINE』『医中誌』『google scholar』なども参考になりますが，全体的な概略把握と部分的な詳細把握が短時間で同時に行えるツールとして，『UpToDate』は群を抜いています．また，本文中でも度々参考文献にあげている『Cunha BA：Fever of unknown origin. Infect Dis Clin North Am, 21：2007』は，不明熱について詳しく記載してある良書ですので手元に置いておいてもよいかもしれません．

➡ p33 参照

Q11 不明熱の診断について PET-CT の有効性が言われているようですが，実際はどうなんでしょうか？

A11 PET-CT は大血管の血管炎の診断やリンパ節などの生検部位の探索に関しては，ガリウムシンチよりも寄与するところが大きく，経験上も有用性は感じています．ただし本邦では「不明熱」の病名では保険適応がありませんので注意が必要です．「アリをつぶすのに大砲を用いる」的なことにならぬよう，まずはその他の手段でのアプローチを考えるべきです．

➡ p25 参照

Q12 感染症を疑ったときに，どの時点でどのように抗菌薬の投与を開始すればよいでしょうか？　診断をつけることに重きを置きすぎて手遅れになることはないのでしょうか？

A12 敗血症の状態であると判断すれば，速やかに適切な抗菌薬の投与を開始すべきです．しかしながら感染症での不明熱＝敗血症というわけではありません．また不明熱になる感染症は非定型的な微生物が原因であったり，抗菌薬が届きにくい深部膿瘍になっていたりして，薬の反応も慎重に評価する必要があります．よって診断の道筋がついてある程度の勝算を得てからの投与でなければ，見通しなく次々と抗菌薬を試すことになりかねず，経過が複雑に修飾され中途半端な加療となり，確定診断からさらに遠ざかることになってしまいます．その旨を十分に心得て治療にあたるべきです．

➡ p27 参照

Q13 十分に精査をしても診断がつかず，患者の全身状態が悪化しており，やむを得ずステロイドの投与に踏み切るときにはどのくらいの量を開始すればよいのでしょうか？

A13 不明熱で未診断のままステロイドを投与する状況は，多くの場合何らかの血管炎症候群や悪性リンパ腫の可能性を推測しながらも，これ以上待てないほど全身状態が悪化しているか，見逃せない程の臓器障害が発症している場合です．その状況を好転させるために投与するわけですから，ある程度の量が必要です．1日投与量は少なくともプレドニン換算で0.5 mg/kg～1 mg/kg以上になります．
→p76, 89参照

Q14 不明熱の診療で診断が難しいものはどんな疾患ですか？

A14 もちろん稀な疾患ほど難しいのですが，血管内リンパ腫，免疫抑制状態に合併した稀な感染症，対象臓器がはっきりしない血管炎症候群，非典型的な表現型をとる自己炎症疾患などは，ときとして横綱級の難しさとなります．
→［血管内リンパ腫］p91，［結節性多発動脈炎］p78，［自己炎症疾患］p159参照

Q15 高齢者の不明熱ではどのような鑑別があがりますか？
また在宅の患者でも不明熱は起こりますか？

A15 高齢者の不明熱となる原因としては，microaspiration，褥瘡（骨髄炎），前立腺炎，リウマチ性多発筋痛症，巨細胞性動脈炎（側頭動脈炎），偽痛風などが代表的ですが，発汗機能や血管拡張機能の衰えにより，体温調節機構がうまく働かないために起こる高体温症には注意が必要です．在宅では寝具のかけすぎや夏場の部屋の温度などの室内環境による影響も無視できません．
→p33参照

Q16 小児の不明熱ではどのような鑑別があがりますか？

A16 小児では各種のウイルス性感染症の頻度は上がりますが，その他にも原発性免疫不全症（感染症を繰り返す），自己炎症疾患，若年性特発性関節炎，慢性EBウイルス感染症，川崎病，心因性発熱などに対しても，意識して診療を行う必要があります．
→［自己炎症疾患］p159　［心因性発熱］p110参照

Q17 薬剤性の発熱を疑う場合，頻度の高い薬はどのようなものがあるでしょうか？

A17 抗菌薬，NSAIDs，抗けいれん薬などの過敏反応による発熱は頻度も高く，よく知られていますが，抗ヒスタミン薬，三環系抗うつ薬などの発汗抑制作用や末梢血管に対する作用による高体温症，抗精神病薬などの精神科処方による悪性症候群やセロトニン症候群にも注意が必要です。

➡ p34 参照

Q18 不明熱の診療で各科の専門家にコンサルトする場合の注意事項などはありますか？

A18 何をどのように診てほしいのかを明確に示すべきです。「不明熱ですが貴科的にご高診お願いします」などとは決して書いていけません。相手は何をしてよいのかわからず，冷たい返事が返ってくるだけです。「○○の理由から××の可能性も高いと思いますがいかがでしょうか？」とか「○○を疑っており××の検査が必要なので，ぜひお願いいたします」などと具体的に依頼をすることが大切です。

➡ p27 参照

Q19 最終的に診断がつかない不明熱の患者はどのような経過をたどることが多いのでしょうか？また，どのように治療方針を立てればよいのでしょうか？

A19 しっかりと精査したうえでも最終診断がつかない不明熱は約3割あると言われていますが，そのほとんどは予後良好であることがわかっています。よって患者にしっかりとその旨を説明したうえで，必要に応じてアセトアミノフェンなどによる対症療法を行いながら，外来で経過を診ていけばよいでしょう。

➡ p27 参照

Q20 不明熱の診断がつくまでに，長い経過がかかると思いますが，その間患者や家族とどのように関わっていけばよいでしょうか？

A20 一番大事なことは患者と家族の不安を理解して，共にゴールを目指す姿勢を持つことです。相手の気持ちに配慮しながらわかりやすい言葉で情報を共有して，こちらの診断過程を理解してもらうことが大切です。看護師や他の多職種の人たちとも協力して，患者と家族を支えていくことも必要になります。

➡ p45 参照

索 引 INDEX

数字

3つのぶれない軸 ……… 45
13カ条の原則 ……… 20

欧文

A～C

Arthur Kleinman ……… 37
CD20 ……… 90
Crohn病 ……… 59

H～N

HIV患者の不明熱 ……… 13
MEFV遺伝子 ……… 161
Munchausen症候群 ……… 105
NSAIDs ……… 23, 70

P・R

PAN ……… 77
percussion tenderness ……… 155
pertinent negative ……… 153
PETスキャン ……… 25
PGE_2 ……… 109
red flag sign ……… 52

S～Y

septal panniculitis ……… 75
septic vasculitis ……… 75
TIBC ……… 73
tree-in-bud appearance ……… 147
Tスポット®.TB ……… 24
Yamaguchiらの分類基準 ……… 119

和文

あ～え

赤旗徴候 ……… 52
悪性腫瘍 ……… 93
アセトアミノフェン ……… 23
アミロイドーシス ……… 161
アメーバ赤痢 ……… 138
遺伝子診断 ……… 158
意味のある陰性所見 ……… 153
医療従事者 ……… 148
医療の基本原則 ……… 19
院内発症の不明熱 ……… 13
インフォームド・コンセント ……… 160
炎症性サイトカイン ……… 109

か

解釈モデル ……… 37
獲得免疫 ……… 157
隔壁性脂肪織炎 ……… 75
過去の医学的資料 ……… 36
過去の医療情報 ……… 68
家族性地中海熱 ……… 160
確固たる信念の軸 ……… 46
化膿性関節炎 ……… 53
過敏性肺臓炎 ……… 86
可溶性IL-2受容体 ……… 85
ガリウムシンチグラフィ ……… 25, 56
顆粒円柱 ……… 131
環境因子 ……… 108
看護師や多職種のメディカルスタッフとの連携 ……… 46
監視下検温 ……… 100
肝生検 ……… 89
感染症 ……… 61
肝胆道系酵素の上昇 ……… 89
眼底 ……… 28
眼底観察 ……… 43
カンファレンス ……… 101

INDEX

き・く

偽痛風	53
キャンピロバクター	138
急性HIV感染症	143
急性肝炎	137
急性腎炎	133
急性のストレス反応	108
共感的対応の軸	46
虚偽性障害	101
菌血症	103
筋生検施行	76
筋痛	75
クォンティフェロン®	24

け

経食道心エコー	88
血液培養	22, 103
結核	149
血管造影	76
血管内リンパ腫	90
血球貪食症候群	123
結節性紅斑	71
結節性多発動脈炎	77
ケブネル現象	116

こ

抗菌薬	65
抗菌薬関連腸炎	60
膠原病	79
好酸球	55
好中球減少患者の不明熱	13
紅斑熱	133
肛門周囲膿瘍	58
骨髄生検	90
骨随穿刺	88
古典的不明熱	12
コルヒチン	161

さ

細菌性赤痢	142
刺し口	132
詐熱	101
詐病	100

し

軸を支える環境	46
自己炎症疾患	157
視床下部	109
自傷症	100
自然免疫	157
弛張熱	83
紫斑	129
習慣性高体温症	14
周期性発熱症候群	158

紹介状	64
小球性貧血	72
硝子円柱	131
漿膜炎	157
ジアルジア	138
心因性発熱	108
心音聴診	43
身体診察	21, 39
診療情報提供書	35
診療担当チーム	46

す〜そ

ステロイド	93
性交渉歴	136
成人発症Still病	55, 118
咳	83
赤沈	23, 145
潜在性結核感染	149
選択的セロトニン再取り込み阻害薬	108
専門家とのネットワーク	46
造影CT	24, 56, 156
総鉄結合能	73

た・ち

第4の不明熱	159
大腸侵襲型の下痢	138
多関節痛と皮疹	113

173

単関節炎 ……………… 53	ネットワーク …………… 94	腹膜炎 ……………… 154
チクングニア熱 ……… 142		腹膜刺激症状 ………… 154
腸チフス …………… 142	**は・ひ**	不明熱の診断プロセスにおけるアルゴリズム … 28
直腸診 …………… 44, 59	敗血症性血管炎 ………… 75	プロスタグランジン E_2 … 109
直面化 ……………… 101	発熱+α ……………… 32	変形赤血球 …………… 131
	パラチフス …………… 142	便中白血球 …………… 138
つ・て	比較的除脈 …………… 138	
つつが虫病 …………… 133	皮疹 …………… 65, 98, 128	**ま・よ**
鉄欠乏性貧血 …………… 73	ヒトスジシマカ ……… 140	マラリア …………… 138
鉄飽和度 ……………… 73	皮膚の生検 ……………… 98	慢性炎症による二次性の貧血 ……………… 73
デング出血熱 ………… 141	病理組織診断 …………… 25	腰痛 ………………… 52
デングショック症候群 … 141	病歴聴取 …………… 21, 31	予防接種歴 …………… 136
デング熱 …………… 140	貧血 ………………… 73	
		り・ろ
に・ね	**ふ・へ**	リケッチア感染 ……… 132
日本紅斑熱 …………… 133	フェリチン …………… 23	旅行者下痢症 ………… 142
尿沈査 …………… 23, 131	腹腔内膿瘍 …………… 153	リンパ節触診 …………… 43
熱型観察 ……………… 22	副腎不全 ……………… 55	論理的思考 …………… 45
熱型表 ………………… 68	腹痛 ………………… 153	
ネッタイシマカ ……… 141	腹部触診 ……………… 43	

●●● 著者プロフィール ●●●

鈴木　富雄（すずき　とみお）

大阪医科大学地域総合医療科学寄附講座特任教授 /
大阪医科大学附属病院総合診療科科長

1991年	名古屋大学医学部卒業
	市立舞鶴市民病院内科勤務
2000年	市立舞鶴市民病院内科医長
	名古屋大学医学部附属病院総合診療部医員
2001年	名古屋大学医学部附属病院総合診療部助手
2006年	名古屋大学医学部附属病院総合診療部講師
2014年	大阪医科大学地域総合医療科学寄附講座特任教授
	大阪医科大学附属病院総合診療科科長

専門は総合診療，医学教育．座右の銘は「すべての答は自分の中にある」

本書はレジデントノート誌2011年11月号～2012年の9月号の隔月連載「13カ条の原則で解き明かす 不明熱なるほど！ケースファイル」を全面的に刷新し，さらに新規項目を加えたものです．

Dr.鈴木の13カ条の原則で不明熱に絶対強くなる
ケースで身につく究極の診断プロセス

2015年4月10日　第1刷発行	著　者	鈴木富雄
2018年4月10日　第2刷発行	発行人	一戸裕子
	発行所	株式会社　羊　土　社
		〒101-0052
		東京都千代田区神田小川町2-5-1
		TEL　03（5282）1211
		FAX　03（5282）1212
		E-mail　eigyo@yodosha.co.jp
		URL　www.yodosha.co.jp/
ⓒ YODOSHA CO., LTD. 2015		
Printed in Japan	装　幀	ペドロ山下
ISBN978-4-7581-1768-5	印刷所	日経印刷株式会社

本書に掲載する著作物の複製権，上映権，譲渡権，公衆送信権（送信可能化権を含む）は（株）羊土社が保有します．
本書を無断で複製する行為（コピー，スキャン，デジタルデータ化など）は，著作権法上での限られた例外（「私的使用のための複製」など）を除き禁じられています．研究活動，診療を含み業務上使用する目的で上記の行為を行うことは大学，病院，企業などにおける内部的な利用であっても，私的使用には該当せず，違法です．また私的使用のためであっても，代行業者等の第三者に依頼して上記の行為を行うことは違法となります．

JCOPY ＜（社）出版者著作権管理機構　委託出版物＞
本書の無断複製は著作権法上での例外を除き禁じられています．複写される場合は，そのつど事前に，（社）出版者著作権管理機構（TEL 03-3513-6969，FAX 03-3513-6979，e-mail：info@jcopy.or.jp）の許諾を得てください．

羊土社のオススメ書籍

すぐに使える リウマチ・膠原病 診療マニュアル 改訂版
目で見てわかる、関節痛・不明熱の鑑別、治療、専門科へのコンサルト

岸本暢将／編

リウマチ非専門医にわかりやすい大好評マニュアルの改訂版。リウマチ性疾患の"一発診断"に役立つパールや臨床現場で実用されている診断基準、エビデンスの解説がさらに充実。

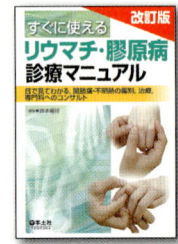

リウマチ性疾患診断のルールがわかる！

- 定価（本体5,500円＋税）
- B5判
- 336頁
- ISBN ISBN978-4-7581-1767-8

亀田流 驚くほどよくわかる 呼吸器診療マニュアル

青島正大／編

呼吸器疾患の診断から治療法までを具体的に解説していて、後期研修医・一般内科医に最適！熱意あふれる執筆陣が「亀田流の診療のコツ」も教えます！

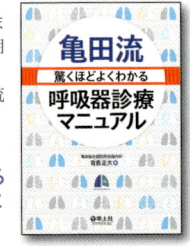

様々なケースに対応できる"呼吸器generalist"になろう！

- 定価（本体5,500円＋税）
- B5判
- 343頁
- ISBN 978-4-7581-1770-8

患者を診る 地域を診る まるごと診る 総合診療の Gノート
General Practice

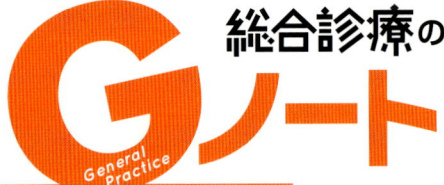

□ 年間定期購読料（国内送料サービス）
- 通常号（隔月刊 年6冊）　：定価（本体15,000円＋税）
- 通常号＋WEB版※　：定価（本体18,000円＋税）
- 通常号＋増刊（年2冊）　：定価（本体24,600円＋税）
- 通常号＋WEB版※＋増刊：定価（本体27,600円＋税）
※WEB版は通常号のみのサービスとなります

隔月刊 偶数月1日発行　B5判　定価（本体2,500円＋税）

あらゆる 疾患・患者さんを まるごと診たい！
そんな医師のための**「総合診療」**の実践雑誌です

- 現場目線の具体的な解説だから、かゆいところまで手が届く
- 多職種連携、社会の動き、関連制度なども含めた幅広い内容
- 忙しい日常診療のなかでも、バランスよく知識をアップデート

詳細はコチラ▶ www.yodosha.co.jp/gnote/

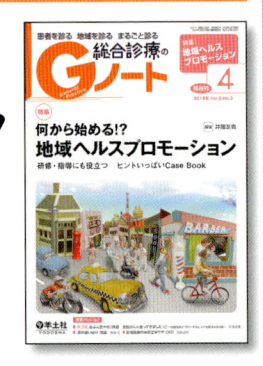

発行　**羊土社 YODOSHA**
〒101-0052　東京都千代田区神田小川町2-5-1　TEL 03(5282)1211　FAX 03(5282)1212
E-mail : eigyo@yodosha.co.jp
URL : www.yodosha.co.jp

ご注文は最寄りの書店、または小社営業部まで